だいわ文庫

# 1日10秒マインドフルネス

藤井英雄



大和書房

# はじめに

はじめまして。私は精神科医の藤井英雄と申します。

45年間の瞑想の実践をもとに、マインドフルネスを中心としてアファメーション、キネシオロジー（西洋と東洋医学を融合した、心身のバランスを整える健康法）、潜在意識などを組み合わせて悩みや苦しみを手放し、幸せに生きる方法を研究しています。

マインドフルネスとは「今、ここ」に生きることでネガティブ思考を手放し、ネガティブ感情を癒す素晴らしいスキルです。もともとはお釈迦さまが悟りを開いたときの心の状態がマインドフルネスですから、仏教の枠組みの中、坐禅や瞑想として伝えられてきました。近年、心理療法や社員研修にも取り入れられて日本でも知られるようになりました。

セミナーでマインドフルネス瞑想を紹介した後にこう問いかけます。

**「マインドフルネスの上達には毎日瞑想することがとても有効です。今日から毎日瞑想をしましょう。ところであなたは何分だったら毎日できますか?」**

その問いかけに5分から15分と答える方が多いですね。なかには張り切って30分という人もいらっしゃいます。「何があっても毎日できるのは何分ですか? 何があっても、というのは風邪をひいていても、二日酔いでも、身内に不幸があってもできるという意味ですよ」とそう説明すると、3分かな……とトーンダウンしていきます。

**ちなみに私のノルマは1日10秒です**。そう説明するとみなさんびっくりされます。もちろん、10秒というのは最低のノルマでゆとりがあればもっと延ばしますし、1日何回でも瞑想します。それでも、何があっても1日10秒は必ずします。

「たった10秒? それで瞑想ができるの?」とあなたはきっとそう疑問に思われることでしょう。果たして本当にできるのでしょうか。

## 毎日続けなければ効力半減のマインドフルネス

マインドフルネスには欠点があります。

まず1つ目の欠点は、マインドフルネスが長続きしないことです。いったんマインドフルネスな状態となっても、短ければ一瞬のうちにマインドフルネスな状態は消え去ります。練習していなければ長くもっても3秒程度でしょう。

さらにもう1つあります。それはいざというときに自分の意志でマインドフルネスになることが非常に難しいということです。マインドフルネスが最も威力を発揮するのはネガティブ思考にとらわれているときです。ネガティブ思考や感情とはイライラや悲しみなどのことです。そのネガティブ思考や感情を感じたときにマインドフルネスになることは非常に難しいものです。マインドフルネスの瞬間は偶然の賜物としての要素もあるのです。

こうしたこともあってマインドフルネスを日常に取り入れることが難しいと感じるのではないでしょうか。マインドフルネスを感じるためには瞑想の時間をとらなくてはいけないと思ってしまうわけです。

しかし**本書で紹介するマインドフルネスの練習は10秒でできます**。10秒で他のことをしながらできるエクササイズです。何かをしながらマインドフルネスのエクササイズをできるのだとしたら、たとえ短時間でもできるわけですし、どこでもできてしまいます。それを毎日すればマインドフルネスの力は確実についてきます。

週に1回長い時間、マインドフルネス瞑想をすることも有効ですが、それよりも毎日少しの時間でもマインドフルネス瞑想をするほうがより効果的なのです。

まずは10秒間、マインドフルネスな状態を継続する力をつけます。10秒間、マインドフルネスな状態で過ごせるなら、次の10秒間も同じ状態でいられます。

## 10秒で、何かしながらできるマインドフルネス

マインドフルネスのエクササイズでは物事に集中して心を込めて行うことが

勧められています。しかし私たちが人生の中で瞑想できる時間には限りがあり、坐禅道場や瞑想教室に通っても、その他で過ごす時間のほうがずっと長いのです。

本書で紹介している**10秒のマインドフルネス瞑想では、「呼吸」「歩く」「聴く」など日常で行っている行為に着目していきます**。

どんな時でもマインドフルネス状態が理想ですが、そうした時間はほんの少しです。忙しいビジネスマンはさらに不利でしょう。そこで何かをしながらマインドフルネスを保つことを本書では紹介しています。つまり「ながらマインドフルネス」です。

この「ながらマインドフルネス」なら、立っているときも、座っているときも、歩いているときも、仕事しているときも、休憩しているときも、遊んでいるときも、マインドフルネスのエクササイズになるのです。**これなら、「瞑想する時間がない」と悩むこともなくなります**。

料理をするときも、食事の支度をするときも、食べるときも、食べ終わって皿を洗うときも、すべてがマインドフルネスのエクササイズになります。

このながらマインドフルネスにはスゴイ効果が2つもあります。

まず**仕上がりが段違いによくなります**。マインドフルネスであれば行動や動作がより丁寧になりますから、仕事や趣味で取り組んだものの出来上がりは素晴らしいものになるでしょう。

続いて2つ目の効果として**集中力が増します**。集中力が増せば作業効率がますます上がっていきます。何か他のことを考えながら仕事をするのではなく、作業自体に集中して行うことができるわけです。これらのおかげでさらに多くの効果が期待できます。

● イライラしてもすぐに冷静に物事に対処できた
● 動揺しても次の瞬間にはやるべきことに集中できていた
● 身体や心の疲労を感じにくくなった
● 嫌なことにも前向きに取り組めるようになった
● 不安や怒りの感情がふっと消えた

毎日の生活のなかで、10秒のマインドフルネス瞑想を取り入れるだけで驚くほどの効果を実感される方が続々でてきています。

これは自己肯定感を強化することにもつながります。マインドフルネスの状態で仕事をするときは仕事が丁寧になります。丁寧に仕事をするということは自分の仕事を大切にすることにもなります。そして大切な仕事をする自分もまた重要な人間であることに気づき始めるのです。つまりマインドフルネスな状態で仕事をすることによって自分に自信が持てるようにもなるのです。

本書では第1章で**10秒マインドフルネス瞑想の概念やその効果**をより詳しく紹介しています。はじめてマインドフルネスを学びたいという方はこちらから始めてみることをオススメします。

次に第2章では「10秒マインドフルネスはどうやってやるのか」という点を説明しています。生活する上での動作から12個の例を元に、マインドフルネスのエクササイズをしていきましょう。**誰でも簡単に始められて、続けられるエクササイズ**となっています。

続いて第3章では場面ごとのマインドフルネスの導入をご紹介しています。日常、あるいは仕事のなかで感じる**感情**（不安や恐怖、怒り、悲しみなど）**をマインドフルネスでどのように対処していくのか**を紹介しています。

最後の第4章ではスポーツやダイエットなど、**マインドフルネスを他のことに応用して使えるようなヒント**を紹介しています。「これは使える」と思えるようなものはどんどん取り入れていただけたらと思います。

本書の題名には2つの意味があります。

1　1日10秒から始めて、マインドフルネスな状態になる
2　10秒間、マインドフルネスを継続する力をつける

どんなに忙しい人でも10秒なら隙間時間にマインドフルネスのエクササイズができます。もしゆとりがあったらもっと長い時間（5分以上）の瞑想にもチャレンジしてみてください。

10秒間で効果的にマインドフルネス瞑想を行うアイデアや長い時間の瞑想を使ってネガティブ思考を手放す方法をたくさん盛り込みました。

**今日からあなたも10秒でも始められる、マインドフルネス瞑想を始めましょう。**

精神科医　藤井英雄

もくじ

## 第2章　いつでもどこでも10秒でできるマインドフルネス瞑想入門　53

## 第4章

# 第1章

# 10秒の時間で人生も仕事も大きく変わる

# 第1章を読む前に

「マインドフルネス瞑想」は世界的な企業で次々と取り入れられています。
そう聞くと多くの方が勘違いをしてしまいます。
私もマインドフルネスのセミナーを開催すると多くの人の

- 毎日長い時間を使って実践するのは大変そう
- マインドフルネスって難しそう
- 誰にでもできるものではない気がする

など、マインドフルネス瞑想への不安や疑問、固定観念を耳にします。フィットネスジムやお寺の御堂で座禅を組んで瞑想をするような形式が必要なのだと考えている人が大勢います。

しかし**マインドフルネスはすぐにでも体験できてしまうものです。毎日の生活のなかで負担になるものでもありません。**

本章はマインドフルネスをまったく知らない人に向けてお話ししていますので、すでにマインドフルネスについて基本的なことをご存じの方は飛ばしていただいても構いません。

この章では10秒でマインドフルネス瞑想をする際の知っておきたい必要最低限の知識やその効果についてお話ししていきます。マインドフルネスは簡単に取り入れられるものだということを知っていただけたらと思います。

# 10秒のマインドフルネスは人生を変える

- 今日も深夜まで残業。家に持ち帰って資料作り
- それにもかかわらず完成しなかった企画書
- まだできていない午後の会議の資料
- フォルダにたまった返信しないといけない急ぎのメール

私たち現代人は常に過大なストレスにさらされています。そして好むと好まざるとにかかわらず、マルチタスクかつ猛スピードで仕事をこなすよう求められています。

ITや情報端末、AIなど本来であれば仕事を助け、私たちを楽にしてくれるはずのテクノロジーの発展によって、むしろ求められている仕事の質と量とスピードは増大しているように思えます。

**やらなくてはいけない仕事がたくさんあればあるほど、「今、ここ」に集中してスピーディーにこなしていくことが求められます。**ところが、そんなときにはむしろ心の片隅で「ああ、もっと前に始めておけば……」「こんな仕事を安請け合いするんじゃなかった……」と過去を後悔してしまいます。「あれもやらなきゃ、これもやらなきゃ」「やばい、絶対終わらないぞ。どうしよう」「また課長に叱られる」とまだきていない未来を憂います。「もっと手助けしてくれたらいいのに」とか「もともと自分がやるべき仕事じゃなかったのに」などとまわりを責める気持ちに揺れてしまうかもしれません。仕事に集中できない自分を責めて自己嫌悪に陥れば、さらにパフォーマンスは落ちて能率は下がる一方です。ますます残業は増え、疲労は蓄積していきます。

こういう心の中に浮かんでくるネガティブな思考や感情から離れて「今、ここ」でやるべき仕事に集中する方法が求められています。それも**仕事術だとかノウハウだとかハウツーだとか、そういう小手先のものではなく、生き方全体に浸透するような根本的な解決策があったらいいと思いませんか？**

その解決策こそがマインドフルネスなのです。

# 人生の質を下げるネガティブ

**マインドフルネスとは「今、ここ」の現実にリアルタイムかつ客観的に気づいていること**です。過去や未来のできごとのような頭の中のバーチャルな世界にむなしく漂っていてはいけません。この瞬間（＝今）、この現実世界（＝ここ）に気づいている。つまり**「今、ここ」に生きることがマインドフルネス**です。

マインドフルネスという言葉の反対はマインドレスネスです。紛らわしいので、私はマインドレスネス＝自動操縦モードと表現しています。

心が「今、ここ」を離れてしまい頭の中の非現実を漂うとき、ネガティブな感情に陥ってしまう危険性があります。特に、忙しいときやプレッシャーに負けそうなとき、ストレスを感じているときには、心は簡単にネガティブ思考にはまってしまいます。

## マインドフルネスって何？

マインドフルネス

＝

「今、ここ」に、リアルタイムかつ
客観的に気づいている状態

↓

**集中力UP、効率UP、**
**ポジティブになる**

---

マインドレスネス（＝自動操縦モード）

＝

頭の中の非現実な世界のことで
頭がいっぱいな状態

↓

**注意散漫、ミス多発、**
**ネガティブになる**

そんなときにマインドフルネスな状態になれたら、つまり自動操縦モードの心を「今、ここ」に集中させることができたなら、ネガティブ感情も癒されます。その結果、「今、ここ」に必要な仕事に効果的に集中することができるのです。

私たちの心はまわりの影響をうけて、ころころと変わります。素晴らしい集中力で能率よく仕事をしていても、たった一本の電話で崩れてしまうかもしれません。取引先からのクレームや家族の重い病気の知らせがあって平常心を保てる人は少ないでしょう。

朝からいい気分で過ごしていたとしても、部下や後輩がミスしたり自分勝手に振る舞ったりすれば、イライラして怒鳴ってしまい、そんな自分を責めて自己嫌悪を感じてしまい、心はたちまち乱れてしまいます。

そんなときに「今、ここ」に戻ってほっと一息つくことができたらどんなに素晴らしいでしょうか。**「過去の後悔」「未来への不安」「まわりへの不満」「自己嫌悪」など、さまざまなネガティブ思考を手放して「今、ここ」でやるべき**

**仕事に集中できたらこれほど素晴らしいことはありません。**

マインドフルネスの状態になることができれば、**ネガティブ思考を客観視して手放し、「今、ここ」に集中して仕事のパフォーマンスを最大限に発揮することができるのです。**たとえ過去の後悔を引きずっていたとしても、そこから抜け出して前向きに考え、反省を未来に活かすことができます。

まわりへの不満を手放して、「自分にとって快適な環境をつくるにはどうしたらいいか」と前向きに考え、取り組むこともできます。自己嫌悪で自分を傷つけることをやめ、自分を愛し、成長する生き方を選ぶことが可能になるのです。その結果、いたずらにまだ見ぬ未来を恐れるのではなく、希望を持って人生を楽しむことができるようになるのです。

マインドフルネスとは「今、ここ」の現実にリアルタイムかつ客観的に気づいていることです。つまり、思考というバーチャルな世界を離れて「今、ここ」に集中する生き方です。その結果、ネガティブ感情を癒し、ポジティブに生きることができるのです。

# ネガティブは仕事の質も下げる

脳をコンピューターにたとえてみます。記憶された膨大な過去のデータはハードディスクに蓄えられています。そして現実に起こるすべてのことに対応していく能力がメモリであり、メモリ上で動いているソフトやアプリといえるでしょう。

メモリとはパソコンで行う作業を一時的に記憶する部品のことです。作業机で作業をする際、机が大きいほどたくさんのモノが載せられて使いやすいですよね。メモリとはその作業机の大きさのようなもので、作業時に必要な容量といえます。

**どんなに優れたＰＣでもメモリの容量以上の処理をさせると動きが悪くなり、やがて固まります。**脳も同時進行でいろいろなことを処理すると疲れてしまうのです。

## マインドフルネスでこうなる

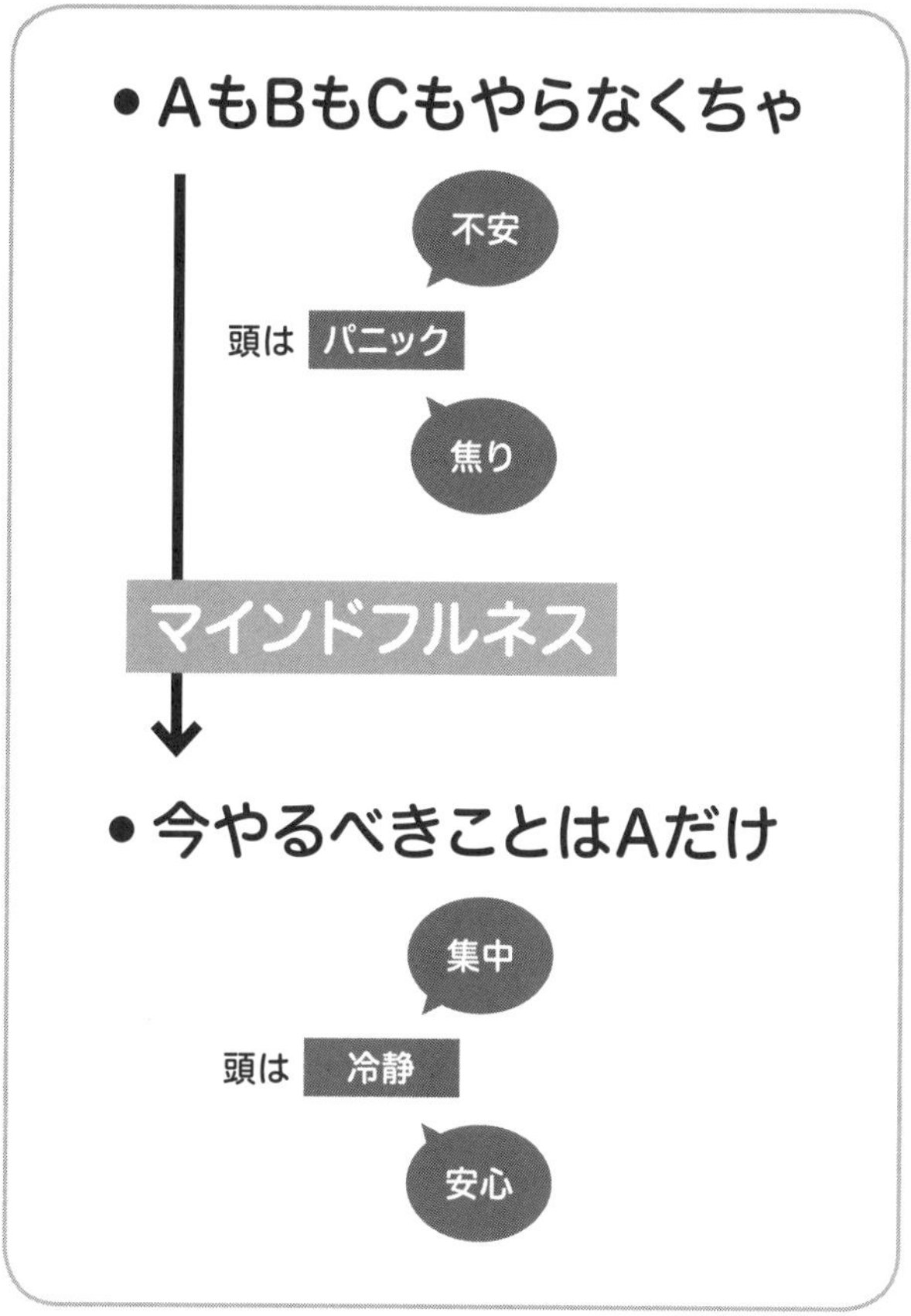

Aをしている最中に「BやCもしなくては」と考えるだけでAの能率が悪くなるのは容易に想像できます。そうとわかっていても、いったんBやCが気になってしまえば考えないようにすることは難しいのです。「BやCを考えてはいけない」と力めば力むほどBやCにとらわれてしまうのです。

しかし、**マインドフルネスの状態となれば思考がすっきりして、メモリに空き容量ができ、「今、ここ」でやるべきAに集中できるでしょう。**

特にメモリをくうのがネガティブ思考ですから、いち早くマインドフルネスの状態となって、自分を客観視して手放しておきましょう。

## 幸せのチケットを手に入れよう

最近ではマインドフルネスが脚光を浴びていますが、もともとマインドフルネスとはお釈迦さまが悟りを開いたときの心の状態です。王族として生まれたお釈迦さまは、その身分を捨てて出家し、悩みや苦しみを克服する方法を求めて苦行を始めました。しかし、心と身体を痛めつけ、鍛えることでは苦しみを克服することはできないと知り、瞑想に救いを求めました。

**瞑想を通じて「今、ここ」の現実に、リアルタイムかつ客観的に気づいたとき、悩みや苦しみは自分をとりまく外界にあるのではないとお釈迦さまは悟りました。**悩みや苦しみの原因は自分の中のネガティブ思考だったのです。「今、ここ」に戻り自分の思考を客観視してネガティブ思考を手放せば、悩みや苦しみを解決し、幸せになることができると悟ったのです。

そこでお釈迦さまは自分が知った「幸せになるための秘訣」を弟子たちに伝

えました。それが仏教という枠組みの中の戒律や坐禅や瞑想というメソッドだったのです。

マインドフルネスは長い間、仏教の枠組みの中で伝えられてきました。それがやがて欧米に伝えられて宗教の枠を超え、心理療法の中に取り入れられました。そして、思考のゆがみを修正する方法、つまりうつ病や不安障害を改善する認知療法とマインドフルネスとが融合してマインドフルネス認知療法が生まれました。

**人はあるがままの現実をあるがままに感じることはできません。**その人の生まれ育った環境や遺伝の影響、そして過ごしてきた人生のさまざまな痛みなど、過去の経験をとおして現実を修飾して感じています。

たとえば挨拶しても返事がないとき、本当は相手が気づかなかった可能性がありますす。ところが、環境や遺伝や心の痛みの影響で物事をネガティブに考える傾向があったなら、「無視された」と考えて悲しい気分になってしまうかもしれません。現実をゆがめて捉える傾向が悲しい気分の原因になっているのです。

認知療法とは、この「ゆがんだ思考」を修正することで悲しい気分を改善しようとするものです。さきほどの例でいえば、「無視されたのではなく、気がつかなかっただけかもしれない」と別の可能性を考えてみることができれば、ほっと一息つくことができるようになるのですが、それには自分の思考がゆがんでいることに気づく必要があります。

「今、ここ」で悲しい気分に陥っているときに「自分がゆがんだ思考によって悲しい気分に陥っている」という現実に気づくこと、それがマインドフルネスです。

## 「自分は現実をゆがめて観ていた」

この気づきはネガティブ思考からの解放です。かくしてマインドフルネスと認知療法はとても素晴らしいコンビとして新しい心理療法の可能性を開きました。

労働者のメンタルヘルスは企業にとっても大きな関心事です。ですから、うつや不安障害にマインドフルネスが効果的であると知ったグーグルが社員研修に取り入れるようになったのです。さらにインテル、P&G、フェイスブックなど多くの大企業がマインドフルネス瞑想を社員研修に取り入れました。アメリカで流行ったものが日本にも入ってきています。

**マインドフルネスはお釈迦さまにルーツをもち、仏教とともに伝えられ、そして仏教の枠組みを越えて、今では世界中で話題になっているの**です。

## マインドフルネスはこうしてできた

お釈迦さまが悟った
**幸せになるための秘訣**

＋

考えのゆがみを修正する
**心理的アプローチ**

＝

**マインドフルネス認知療法**

# どんな時も10秒で前向きに考えられる

「ネガティブ思考を手放して前向きに考えるための具体的な方法を知りたいです」


これはセミナーや勉強会でよく聞かれる質問です。

マインドフルネスとなって「今、ここ」に戻り、ネガティブ思考を緩和するにはどれくらいの時間がかかるでしょうか。5分はかかるでしょうか。10分以上必要でしょうか。実はそんなに時間はいりません。さきほどもお伝えしたとおり、マインドフルネスとは「今、ここ」の現実にリアルタイムかつ客観的に気づいていることです。現実を客観視した瞬間に、とらわれていたネガティブ思考から一歩引いた冷静な視点に立つことができます。

マインドフルネスな視点は自分と自分をとりまく現実を上から俯瞰している

ような状態です。テレビや映画、演劇を観客が見ているような視点です。どのような悲劇であっても、怒りにとらわれるようなドラマであってもその視点から観れば冷静さを取り戻すことができます。

**自動操縦モードからマインドフルネスへの切り替えは一瞬です。**我を忘れてネガティブ思考にとらわれた状態から「ハッと我に返る」ことです。「ふと気づいた」とも表現できます。

怒り心頭に発し、我を忘れて怒鳴り散らしていたら、ハッと我に返った。そこで一瞬で怒りは水をかけたようにおさまった。

「どうしよう」とトラブルに巻き込まれてクヨクヨ悩んでいたら、ハッと我に返った。そこで「今、ここ」で何ができるのか冷静に考えられる状態に一瞬でなれた。

あなたにもそんな経験があるでしょう。あなたは知らない間にマインドフルネスな状態となっています。しかしマインドフルネスの状態を長く継続できないのです。

## マインドフルネスの瞬間とは

怒りで我を忘れている

↓

「あれ、私、
めちゃくちゃキレてる……」

このハッと我に返る瞬間が、
マインドフルネスな状態

そこで、冒頭で紹介した質問への回答はこうなります。

「まずマインドフルネスな状態になってください。すると自然に冷静になり、ネガティブ思考は手放されていきます。するとほっと一息ついて冷静に今できることを考えられるようになります。その結果、前向きに考えることができる自分に気づくでしょう」

前向きに考えることがマインドフルネスではありませんが、**マインドフルネスの結果として前向きに考えることができる状態になれる**のです。

## 難しくないからずっと続く

客観視することで冷静な視点を取り戻し、あらゆるネガティブ思考を手放して前向きに考えられることこそマインドフルネスの真骨頂ですが、欠点もあります。**いったんマインドフルネスな状態になったとしてもすぐに自動操縦モードに戻ってしまう**のです。

怒りにとらわれていることにハッと気づくことで、その瞬間は客観視できたとしても、そのマインドフルネスは長続きしません。すぐに自動操縦モードに戻り、イライラしてしまいます。もっと悪い場合には「ああっ、また怒りをぶつけてしまった。ダメだなあ」と別の種類のネガティブ思考に入っていくかもしれません。

それはマインドフルネスに持続力がないからです。長時間の自動操縦モードのあと、ほんの少しの時間だけマインドフルネスな状態があり、また自動操縦モードへと戻っていきます。マインドフルネスはとても有益で強力ですが、持続力がないのが問題なのです。

訓練していない人のマインドフルネスはとても不安定です。私の経験では3秒程度でしょう。一瞬のうちにマインドフルネスを失い、自動操縦モードに戻ってイライラしクヨクヨしてしまうことさえあります。

さらに言えば、多くの人にとって自分の意志でマインドフルネスな状態を呼び寄せることは至難の業です。イライラやクヨクヨの最中にハッと我に返ることは、思った以上に偶然的なできごとです。

ほんの数秒で消え、必要なときになかなか訪れてくれないマインドフルネス。マインドフルネスの持続力をつけてハッと我に返る頻度を増やし、いざというときにマインドフルネスの状態になりたいと思いませんか？

ですからこの本のエクササイズをとおしてその瞬間の訪れる回数を増やしていきましょう。マインドフルネスになるためにエクササイズが必要なのは、いざという時にマインドフルネスな状態になりやすくするためなのです。

マインドフルネスはお釈迦さまによって仏教の枠組みの中で伝えられ、伝統的なマインドフルネスのエクササイズは坐禅や瞑想という形式をとっています。坐禅や瞑想を通じてマインドフルネスを鍛えることは今でもとても有力な方法です。

多忙な日常生活を離れて禅寺や坐禅道場、瞑想教室などに行ける人はぜひそれを続けてください。それがマインドフルネスを体験し、鍛えるもっとも本格的で有効な方法です。

しかし、それができないからといってあきらめる必要はありません。**時間のない、忙しいビジネスマンにも気軽に取り組んでいただけるのがこの本で紹介する「10秒マインドフルネス瞑想」なのです。**

## マインドレスネス
## (＝自動操縦モード)の瞬間とは

怒りで我を忘れている

↓

「あれ、私、
めちゃくちゃキレてる……」

↓

やっぱりムカつく！

**気づきが
すぐになくなってしまう**

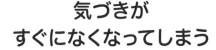

# 「10秒」は長すぎず短すぎない

この本のコンセプトは「1日10秒マインドフルネス」です。

「たった10秒でマインドフルネスになれるの？」

きっとそう疑問に思われたでしょう。**10秒マインドフルネスとは、瞬間でマインドフルネスな状態になり、10秒間その状態を続けるための訓練**です。

自動操縦モードからマインドフルネスへの切り替えは一瞬のできごとです。本当は10秒もかかりません。たった今までイライラしていても、ハッと我に返ればもうマインドフルネスな状態といえます。クヨクヨしていてもハッと我に返ることができたならマインドフルネスです。ネガティブ思考にとらわれていないときでも、「今からマインドフルネスのエクササイズをするぞ」と思ったら、実はその瞬間、もうマインドフルネスになっているのです。

しかし、**問題はマインドフルネスが続かないこと**です。イライラしている最中にハッと我に返った。しかしその次の瞬間にはマインドフルネスは失われて自動操縦モードに戻ってしまいます。長持ちしてもせいぜい3秒程度でしょう。ですから目標は10秒間マインドフルネスを続けることです。

10秒間続けるだけのマインドフルネスの力がつけば、次の10秒も保持することができるでしょう。だからまずは10秒間、自分の心を「今、ここ」に結びつけてマインドフルネスを継続していただきたいのです。理想は「起きている間は、全部マインドフルネス」です。しかし最初は欲張らずに**10秒間だけでもマインドフルネスを続けることが大切**です。

10秒間だけのマインドフルネスなら、10秒間だけエクササイズすればいいということになりますね。どんなに忙しいビジネスマンでも10秒間くらいの時間はつくれるのではないでしょうか。だからこの本では10秒あればできるマインドフルネスのエクササイズをいくつも紹介します。

## 「気づく力」を高めよう

マインドフルネスとは「今、ここ」の現実にリアルタイムかつ客観的に気づいていることです。ではどうしたら気づきの力を高めることができるのでしょうか。挨拶をしても返事がもらえず「無視された」と考え悲しい気分に陥っているとき、それが自分の考えすぎだと気づくには何が必要でしょうか。

**気づく力とはマインドフルネスになる力**のことです。マインドフルネスな状態を意識したことのない人にとって、気づきは一瞬の偶然であることが多いのです。

では気づきの力はどのように養うかというと、「今、ここ」の現実にリアルタイムかつ客観的に気づく回数を増やすことです。**回数を増やすことで、マインドフルネスになろうとする力、つまり気づく力を強めてくれる**のです。

マインドフルネスで高める「気づく力」というものには2種類あります。

1　リアルタイムを感じる「気づく力」
2　客観的に「気づく力」

この2つの気づきの力を区別して、マインドフルネスの理解を深めていきます。

## ①リアルタイムを感じる「気づく力」

リアルタイムとは「今、ここ」という意味です。

たとえば禁煙を誓ったHさん。ニコチンが切れてくるとイライラしてきます。無意識のうちに胸ポケットを探って煙草がないことに気づき、ハッと我に返りました。「そうだった。煙草やめたんだった」とHさんはなんとか禁煙を続けることができました。そのときのイライラをリアルタイムに客観視できました。

その晩、同僚と飲みに行き職場の愚痴を言い合っているときです。煙草を勧められつい手を伸ばしてしまいました。ハッと我に返り、禁煙中であることを伝えます。

同僚「一本ぐらいいいんじゃない」

このとき、Hさんの禁煙という尊い志が、煙草を吸いたいという欲求に敗れてしまいました。身体にしみていくニコチンを感じながら「しまった、吸っちゃった」と後悔し、そして「俺ってだめだ」と激しく自己嫌悪したのでした。

**「胸ポケットに手をあてて煙草を探したけれどなかった」**とき、**「同僚が煙草を勧めてきて手を伸ばしそうになった」ときはマインドフルネスな状態**でした。後者の場合、イライラに対するリアルタイムの気づきは継続せず、禁煙の誓いを破り、自己嫌悪にまで進んでしまいます。その他にも実現に至りませんでしたが、

● 「一本ぐらい大丈夫かも」という迷いの気持ちに揺れているとき
● 「吸っちゃったなあ、なんて意志が弱いんだ」と後悔し自己嫌悪している

とき

などはリアルタイムに感じるチャンスだったといえるでしょう。

**常にリアルタイムで捉えようとすることです。**どんなときでも手遅れということはありません。すべての瞬間はリアルタイムに気づかれることを待っています。

## 2 客観的に「気づく力」

**客観的とは価値判断をしないということ**です。うっかり煙草を吸ってしまい、自己嫌悪して落ち込んでしまうのは「煙草が身体に悪い」とか「意志は強くあるべき」という価値や考え方で自分の行動を判断しているからです。

**マインドフルネスは自分の声をしっかりと聴く行為**でもあります。

「そうか、ニコチンが切れてイライラしちゃったんだ」と客観的に自分の状態を理解できたときに、ほっと一息ついて肩の力が抜け、イライラからの解放が起こります。「そうか、禁煙が続けられなくて自分を責めてしまったんだ」と**客観的に理解できたときに、ほっと一息ついて肩の力が抜け、自己嫌悪が緩みます。**その結果、「まあいいか」と思えてきます。それは投げやりな「どうでもいい」ではなく、もっと肩の力が抜けてポジティブに考える余地のある「まあいいか」となるのです。

心の中は一瞬で変わっていきます。その一瞬を逃せば次のシーンに移ってしまいます。リアルタイムでそのときの思考と感情を客観視できたならイライラを緩和して迷いを断ち切り、後悔を手放し、そして自己嫌悪を緩和することができるのです。

## 2つの気づく力

**1. リアルタイムを感じる**

「今、ここ」を意識すること

↓

**不安やイライラを感じた瞬間を逃さない**

---

**2. 客観的になる**

自分の価値や考え方で判断しないこと

↓

**不安やイライラから自由になり、ポジティブになる余地が生まれる**

# 第2章

# いつでもどこでも10秒でできるマインドフルネス瞑想入門

# 第2章を読む前に

10秒でマインドフルネス瞑想ができてしまう。

どんな場所でも、どんな場面でもマインドフルネス瞑想が10秒でできてしまうとしたら、その効果は計りしれません。なぜなら**マインドフルネスな状態になる回数が多ければ多いほど、あなたを取り巻くあらゆる問題から自由になれる**からです。

そのため、これからは10秒マインドフルネス瞑想の概念やその実践方法を紹介していきます。とはいえ最初から10秒マインドフルネス瞑想をここぞの場面で発揮させることは難易度が高いです。まずは心にゆとりがあるときにエクササイズを通して、マインドフルネスに慣れていきましょう。本章で紹介したエクサイズをくり返せば、いざというとき、訪れた貴重なマインドフルネスを有効に活かせるのです。

**マインドフルネス瞑想をぜひ取り入れてほしい人がいます。**

- 気分が落ち込みやすくて、立ち直るのにも時間がかかる
- 先のことが気になって仕事が手につかなくなる
- 他人の行動や言動が気になってしょうがない
- 気が短く、苛立つことが多い
- やる気が出ないときがよくある
- 責任感が人よりも強い

マインドフルネスはどんな場所でも体験することができます。**あなたがどのようなネガティブ思考や感情に悩んでいるとしても、10秒マインドフルネスがその解決策となるでしょう。**

# 10秒マインドフルネス瞑想をマスターする

1分1秒を無駄にできない忙しい現代人、この本を手に取ってくださったあなたもきっとそうなのでしょう。そんな忙しいあなたも、10秒くらいはマインドフルネスのエクササイズに使える時間を探せるはずです。そして10秒あればマインドフルネスのエクササイズはできます。

とはいえ、最初の難関は10秒間、マインドフルネスを継続することです。マインドフルネスとは一瞬の気づきです。その一瞬を10秒間続けるのが第一の目標です。ハッと我に返ったときの偶然のマインドフルネスを対象にする前に、**意図的にマインドフルネスを開始してそのマインドフルネスを10秒間継続させるエクササイズから始めましょう。**

10秒マインドフルネスの基本的な手順は左図です。順を追って説明していきます。

## 10秒マインドフルネス3つの手順

**手順 1** **はじめの宣言**

「今からマインドフルネスの
エクササイズをする」と宣言する

↓

**手順 2** **感じる**

「今、ここ」の現実を
10秒間、感じる

↓

**手順 3** **おわりの宣言**

「ここからマインドフルネスな
状態で生きる」と宣言する

## 手順1　はじめの宣言

**今からマインドフルネスのエクササイズを始めると宣言します。** 宣言の言葉は何でも構いません。「今からマインドフルネスの練習をする」でも「マインドフルネス・スタート」でもいいし「Ｇｏ」でも構いません。単に「私は今ここにいます」でもＯＫです。ちなみに「私は今ここにいます」は大変パワフルな効果があります。この言葉の効果については１００ページのエクササイズでもう一度取り上げます。

**「はじめの宣言」をすることで心をエクササイズに集中する効果があります。** １～２秒ですむことですから、焦って始めずに宣言してから始めましょう。

まわりに人がいれば心の中で唱えましょう。もしも一人きりなら、ぜひ声に出して宣言したほうがいいです。潜在意識にそれだけ強く響きます。

## 手順2　感じる

次に瞑想を行います。

「今、ここ」の現実を10秒間感じます。たとえば目を閉じてまわりにどんな音がするか聞いてみましょう。今まで気づかなかったいろいろな音に気づくでしょう。

- 空調や自動販売機の音
- 自動車のエンジンの音
- 廊下を歩く人の足音
- 窓の外でさえずる雀の声
- 隣のデスクでキーボードをたたく音
- 向かいの人が電話で話す声

意識し始めるといろいろな音が聞こえてきます。**「いい音だ」とか「うるさい」だとかの価値判断を入れずにあるがままの音を聞いてみます。**とはいっても人は心地よい音を聞けばいい気分になるし、がちゃがちゃとうるさい音なら不快になりますので、非常に難しいです。「いいとか悪いとか考えない」と構えれば余計に緊張してしまいますので肩の力をぬいて、ただ単に音に集中して聞いてみましょう。最初は難しいかもしれませんが、聞こえてきた音に対して「音」と名前をつけて、あとはそのままにしておくのです。すると、いつしか価値判断はなくなり、あるがままの音を聞いている自分に気づきます。そのとき心がとても穏やかになっていることにも気づきます。

ここで重要な注意点があります。音を聞くことだけに集中していると、音を聞いている自分が消えて意識できなくなることがあります。集中はできていても気づきがない状態です。これは「没頭」している状態です。集中とマインドフルネスは別ものですから、**『今、ここ』で音を聞いている自分」に気づいておきましょう。**

では「今、ここ」で音を聞いている自分を忘れずに気づいておくにはどうしたらいいでしょうか。まずは「音を聞いた」というあるがままの体験に「音」と名前をつけてみましょう。もしくは「音を聞いている」と実況しても構いません。**「感じた」ことを実況することが大切なのです。**

このとき10秒に届かず、たったの3秒だったとしてもそれは素晴らしいことです。自分の意志で3秒間もマインドフルネスを継続できたのですから。

## 手順3 おわりの宣言

10秒マインドフルネス瞑想の終わり方ですが、「はじめの宣言」と同じくらい大切なことです。

**「ここからマインドフルネスな状態で生きる」と宣言しましょう。**意図的に言葉にしたことは潜在意識に響きます。その瞬間からしばらくは、マインドフルネスの頻度が高くなり、持続時間が延びることでしょう。エクササイズを実行した自分をほめる意味で「グッド」とか「よし」などの言葉でもOKです。

10秒マインドフルネスの途中で息が苦しくなることもあります。おそらく感じることに集中するあまり呼吸を忘れています。呼吸が止まると身体に余計な力が入って心も緊張します。穏やかな呼吸を続けることが大切です。

次からは生活のなかから気づく力を鍛えていく方法をお伝えします。「音を聞く」以外の10秒マインドフルネス瞑想のアイデアをいくつか紹介していきます。全部やるのは大変ですから、あなたの好みで日々の練習に取り入れてみてください。

リラックス効果高まるマインドフルネス

## 胸式呼吸

あるがままの呼吸を感じるとき、心は「今、ここ」に結びつけられます。とはいえ、最初は呼吸を感じること自体に不慣れでしょうから、感じやすいようにまずは大きめな呼吸でマインドフルネスな状態を保つことを試みます。

呼吸によって動くところに注目して感じてみるのもいいでしょう。深呼吸では腹式呼吸と胸式呼吸があります。ここでは胸の動きに注目して感じてみましょう。

### 手順1 はじめの宣言

「10秒マインドフルネスのために呼吸の動きを感じる」でもいいし、いつものように「スタート」とか「Go」でもOKです。

## 手順2　感じる

大きく息を吸い、胸のふくらみを感じながら「ふくらみ」「ふくらんだ」と実況します。息をはいて胸が縮んでいくことを感じて「縮み」「縮んだ」と実況します。

ラジオ体操の深呼吸のように腕をあげたり開いたりすると注意が散漫になります。最初は他の動きはしないほうがいいでしょう。

10秒かけて1回の深呼吸で完結してもいいし、続けたければ何度かくり返してもいいです。**呼吸によって変化する胸の動きに意識を集中しましょう。**

深呼吸するとリラックスできますが緊張しているときに「リラックスしなくちゃ」と考えながら深呼吸するとかえってリラックスできないこともあります。「リラックスすべき」という思考に邪魔されるからです。それよりも**身体の動きを感じ、気づいていることで心は「今、ここ」に戻りますから、感じることに集中したほうが効果的です。**

## 手順3 おわりの宣言

「マインドフルネスな状態で過ごす」とか「よし」などと宣言してこのエクササイズは終わりです。

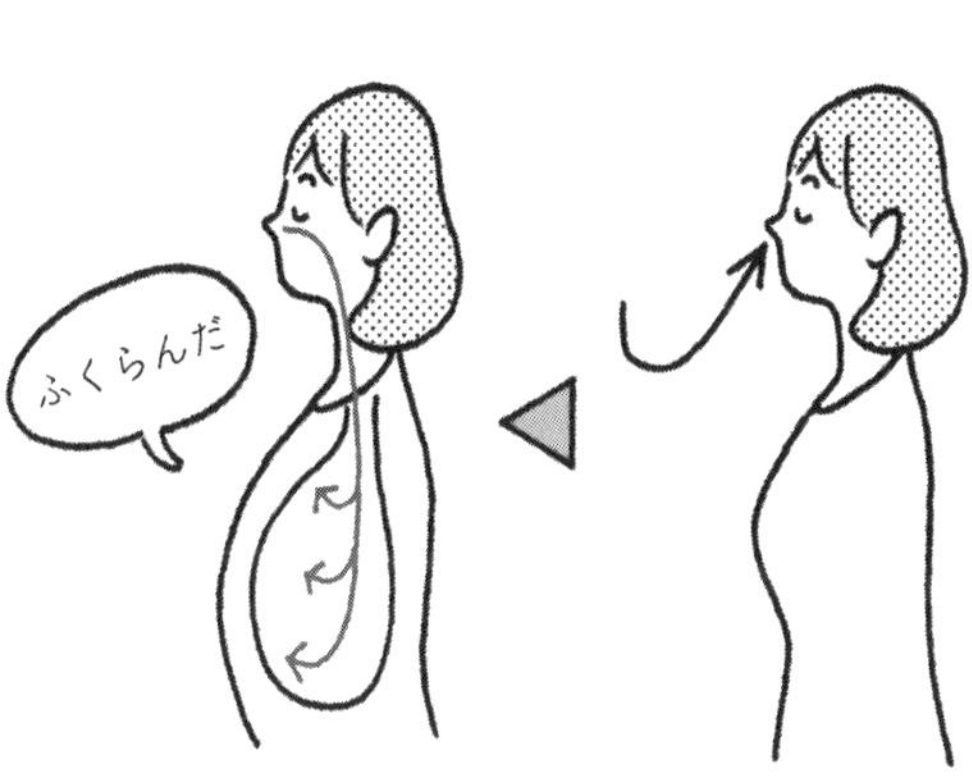

頭も冴えてくるマインドフルネス

# 腹式呼吸

次は腹式呼吸です。実践することは胸式呼吸と変わりません。おなかのふくらみや縮みや空気の出入りを感じてみてください。

## 手順1 はじめの宣言

「10秒マインドフルネスのために呼吸の動きを感じる」でもいいし、いつものように「スタート」とか「Go」でもOKです。

## 手順2 感じる

腹式呼吸だと息を吸うときに横隔膜が下がるのでおなかが前に出てふくらみ

ます。胸式呼吸だとその逆になりますね。ふくらんだという感覚を実感したら「ふくらみ」「ふくらんだ」、へこんだら「へこみ」「へこんだ」などと実況し、気づきを確かなものにします。10秒ですから「ふくらみ↓へこみ↓ふくらみ」を1～3回くり返せば終わりです。

## 手順3 おわりの宣言

「マインドフルネスな状態で過ごす」とか「よし」などと宣言してこのエクササイズは終わりです。

いくら忙しいからといっても休憩せずに仕事をしていては効率が落ちてしまいます。また心が「今、ここ」を離れると、疲労がたまりやすくなります。とはいえ休憩中にスマートフォンを触っていてはかえって疲れてしまいます。

そんなとき、1時間に1回、たった10秒でもマインドフルネス瞑想をすれば、疲れた思考も心もリフレッシュできます。忙しいときこそマインドフルネスがお勧めです。

また腹式呼吸は自律神経を整える効果も期待できます。落ち着かないときや不安感があるときには腹式呼吸をお勧めします。

## 緊張がなくなるマインドフルネス

# 鼻を通る空気

今度はあるがままの呼吸を感じてみましょう。10秒間で1~3回程度呼吸できます。その間、身体の一点に集中することで呼吸を感じていきます。

たとえばここでは鼻を通る空気を感じてみましょう。感覚が微妙ですから、最初は目をつぶって行うことをお勧めします。

このエクササイズをプレゼンテーションの前や待ち合わせで人に会う前に行うと、マインドフルネスを強め、緊張を緩和するという一石二鳥の効果をもたらしてくれます。

では順を追って説明していきます。

## 手順1 はじめの宣言

「10秒マインドフルネスのために呼吸の動きを感じる」でもいいし、いつものように「スタート」とか「Go」でもOKです。

## 手順2 感じる

息を吸っているときには外から鼻の奥のほうに風があたってきます。体温より少し低くて涼しい風を感じます。この瞬間、たとえば「涼」とか「入った」などと実況してみます。

息を吐くときはさっきよりもすこし外側・鼻先のほうに息を感じるでしょう。体温で温められていますのでさきほどよりも暖かいか、もしくは温度は感じないかもしれません。「空気が出た」などとあるがままの気づきを実況しておきます。2〜3回の呼吸で10秒ほどになります。

## 手順3　おわりの宣言

「マインドフルネスな状態で過ごす」とか「よし」などと宣言してこのエクササイズは終わりです。

**毎回同じようでも呼吸は1回1回違います。その違いを感じてください。**緊張しているときは荒くて速い呼吸になりますし、リラックスしていればゆったりとした呼吸になるでしょう。

この緊張しているときに「落ち着け」と念じてもなかなかリラックスできません。なんとかリラックスしようとするよりも**10秒マインドフルネスで呼吸を感じることで呼吸を整えたほうがいい**でしょう。

「荒い呼吸をしていることに気づく」↓「緊張に気づく」↓「呼吸を整える」。

その結果、心も穏やかになるという効果も期待できます。

繊細さほとばしるマインドフルネス

# 指の感覚

だんだんと微細な感覚へ入っていきます。

## 手順1 はじめの宣言

「10秒マインドフルネスのために指の感覚を味わう」でもいいし、いつものように「スタート」とか「Go」でもOKです。

## 手順2 感じる

利き手の親指と人差し指を徐々に近づけていき、くっつく直前でいったん止めます。そしてさらに近づけ、かすかに触れたところで「ついた」と実況しておきます。これでOリングの形ができました。

そこから徐々に離していき、離れた感覚がわかったら「離れた」と実況します。触れたときよりも離れたときのほうの感覚がわかりにくいと思います。緊張すれば呼吸が止まります。呼吸は止めないようにしましょう。

## 手順3 おわりの宣言

「マインドフルネスな状態で過ごす」とか「よし」などと宣言してこのエクササイズは終わりです。

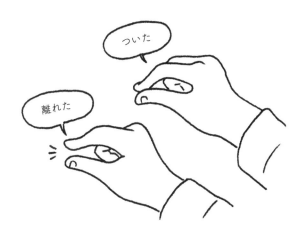

利き手が慣れたら反対の手でも試してください。**触れた感覚があやふやなときには触れた状態で軽く指をこすってみるといい**でしょう。

## 集中力を復活させるマインドフルネス

# 物を拾う

集中力が途切れ、ぼんやりした状態で腕を何かにぶつけると、持っているものを落としてしまうことがあります。これはすごいチャンスです。今まで自動操縦モードだったと気づき、そこから10秒マインドフルネス瞑想を始めるチャンスなのです。

### 手順1 はじめの宣言

「落としたペンを持つ」でもいいし、いつものように「スタート」とか「Ｇｏ」でもＯＫです。

## 手順2 感じる

ペンを落としたことに気づいた状態を保って、落としたものを持ち上げるときに、指先に気持ちを向けて意図的に少し強めに持つと、その瞬間にマインドフルネスもまた強くなります。

## 手順3 おわりの宣言

「マインドフルネスな状態で過ごす」とか「よし」などと宣言してこのエクササイズは終わりです。

落としたときではなく、**今から何かを持ったりつまんだりするときも10秒マインドフルネス瞑想をおこなうチャンス**です。「マインドフルネスな状態で○○を持つ」と宣言して指先に注意をはらって少し強めに持ってみましょう。箸を使うときも10秒マインドフルネス瞑想のチャンスですね。この場合は指先というよりも、箸の先に注意を向けるのが効果的です。自分の身体が箸の先まで伸び、そこまでが自分の身体の一部というイメージしてみます。その状態で食べものをつまむとさらにマインドフルネスが強まります。

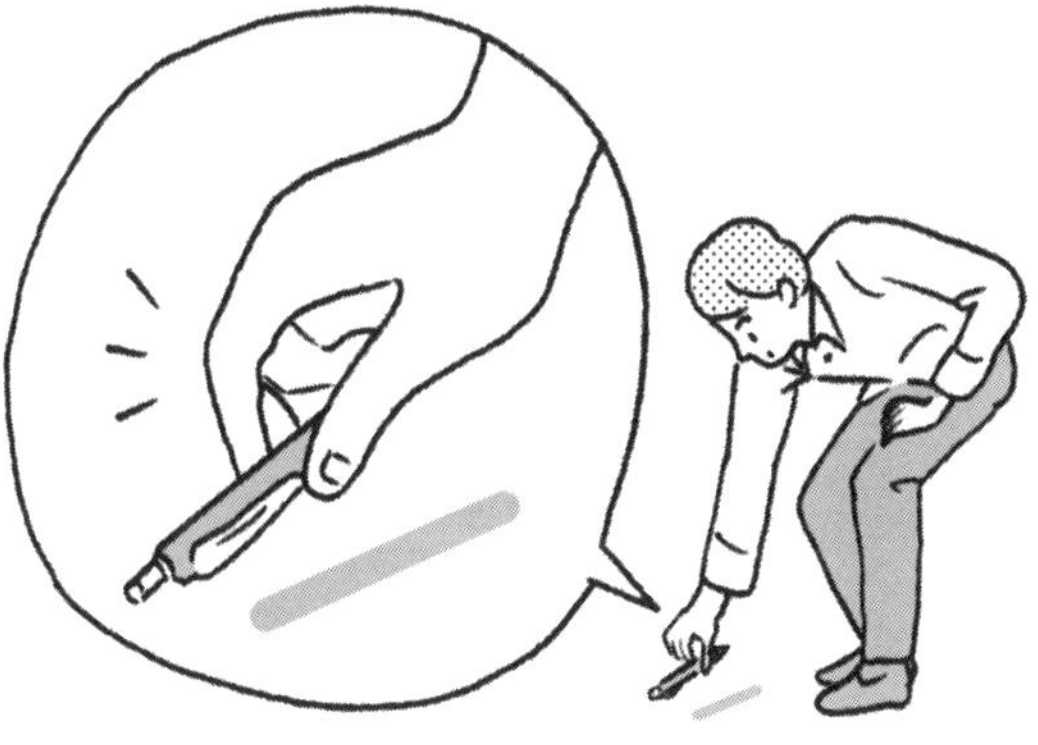

## より美味しく味わうマインドフルネス
# 食べる

マインドフルネス瞑想のエクササイズに食べる瞑想があります。呼吸することと同様、食べるという行為は無意識でもできますが、意識的に行うことでマインドフルネスの力をつけることができます。

そこで食べる瞑想です。**心を「今、ここ」にとどめて味わって食べることでマインドフルネスの力を養うことができます。**

食事をしながら商談する「パワーランチ」という言葉もあるように、忙しい現代人は何か別のことをしながら食べることが多いでしょう。食べること自体を楽しんだりマインドフルネスな状態で味わって食べたりすることはむしろ少ないのではないでしょうか。

時間をかけて食べるなんて時間がもったいないと考えている人や食べるのが

速い人にこそお勧めなのが10秒マインドフルネス瞑想です。一食全部を完璧にマインドフルネスの状態を保ったまま食べるのではなく、**最初のひと口だけマインドフルネスな状態となって食べると決める**のです。

## 手順1 はじめの宣言

「私はこのひと口を味わって食べる」と宣言をしてこのエクササイズを始めます。「美味しく食べる」「いただきます」でもいいです。

## 手順2 感じる

**最初のひと口を口に入れたらいったん箸を置きましょう。**箸を持ったままでは、今までのクセでお皿のなかの料理をつつきたくなります。

マインドフルネスな状態で、味わって食べるコツは料理を舌の先にもっていくことです。

食べるのが速い人や数回噛んですぐに口の中の食べ物がなくなる人は、舌の奥に食べ物が乗ると反射的に呑み込んでしまいます。

そこで**噛んでいる途中で意図的に舌の先に食べ物をもっていく**ことです。たったそれだけのことでゆっくり味わってマインドフルネスの状態で食べることができるのです。

マインドフルネスな状態で食べ始めると、舌先に乗った食材の感触やその味を普段よりはっきりと感じることになります。**何気なく食べていたご飯の味が鮮明になってくることを感じるようになる**でしょう。

たったこれだけのことでもマインドフルネスになれるのです。

## 手順3 おわりの宣言

「このあともマインドフルネスなまま、食べます」と宣言してあとは普通に食べてもよいでしょう。

もしも時間にゆとりがなくてひと口しかマインドフルネスな状態で食べることができないとしても、ある程度味わって食べることができます。

マインドフルネスの状態で食べると、素材や料理の味を感じることができてびっくりするでしょう。「美味しいものを食べたい」は美味しいものがなくてはかなわない願いです。しかし**「美味しく食べる」といえば、食べるものが何であっても「今、ここ」でかなえることができます**ね。

## 箸やコップで心も穏やかに

「食べる」の項目では、箸を置くときにもマインドフルネスな状態のまま置きましょう。箸を置いたとき、それは口に入れた直後ですね。いったん注目を「箸を持つ手」に移します。さらに箸全体まで自分の一部のようなイメージで丁寧に置いてください。

箸を置くと心の中で宣言し、マインドフルネスの状態で箸を置く。それからマインドフルネスの状態を保ったまま食べ始めます。その先は「食べる」の項目に戻ります。

もう一つ、物を置くことで10秒マインドフルネスのいい題材があります。それは「コップを机の上に置く」行為です。水が入ったコップ、コーヒーが入ったカップなどをテーブルに置くときに試してください。

- ●手順1　「コップをテーブルに置く」と宣言する
- ●手順2　なるべく音がしないようにゆっくりと置きます
- ●手順3　「マインドフルネスな状態で過ごす」と宣言する

**液体が入ったコップをゆっくりと置くとき、不思議と心が穏やかになります。**

焦っているときやイライラしているときには特にお勧めのエクササイズです。

## 重力を感じるマインドフルネス
# 立つ

力をぬいてすっと立ちます。ただそれだけでも意図的な行為であればマインドフルネスの練習になります。

### 手順1 はじめの宣言

忙しい仕事の手を止め、椅子から立ち上がって心をこめてはじめの宣言をしましょう。「10秒マインドフルネスはじめ」でもいいし、単に「Ｇｏ」でもいいですね。

10秒マインドフルネスのエクササイズをすることを強く印象づけるための「はじめの宣言」です。潜在意識に宣言が届けば、顕在意識、潜在意識、そして身体のすべてが10秒マインドフルネスに向けてそろいます。

## 手順2 感じる

ぼんやり立っていると心が集中を失って拡散し、気づきが薄まってしまいます。**身体の一か所に気持ちをむけてそこの感覚を感じていくのがいい**でしょう。目は開けていても閉じてもいいですが、閉じたほうが感覚に集中しやすいですね。ただし、目を閉じたらフラフラする人は開けておいてください。

感じる場所はどこにしましょう。せっかく立っているのですから足の裏はどうでしょうか。それも左右同時ではなく最初は右足か左足に決めて、重心がどの辺なのか探ってみましょう。わかりにくかったら少し前のめりになったり後ろにそったりして重心の移動を感じてみるのもいいですね。

前のめりがいいとか、中心あたりがいいというわけではありません。**ただ、あるがままの足の感覚を感じます。**あるがままの感覚を感じることが第一の目的です。そして感じている自分に気づき続けることです。

気づきを確かにするためには「今、ここ」の感覚に名前をつけましょう。前に重心がかかってきたら「前が重心」と心の中でつぶやいて実況します。たちまち感覚への集中度と気づきが深まります。

## 手順3 おわりの宣言

おおむね10秒経ったら終わりの宣言です。「よし」でも「今ここからマインドフルネスを続けるぞ」でもＯＫです。

やれば癖になってくるマインドフルネス

# 左右の重心

立ちながらできる実践方法はいくつかあります。ここでは左右に重心を移動させて気づきの力を高めますが、このあとには重心を前後に移動させて行うエクササイズもありますので、やりやすいほうを選んで実践してみてください。

## 手順1 はじめの宣言

「10秒マインドフルネスのために重心の移動を味わう」でもいいし、いつものように「スタート」とか「Go」でもOKです。

## 手順2 感じる

足の間を拳2〜3個分の間をあけてまっすぐに立ちます。

まずは左足の裏に注意を向けます。左右均等の重心から5秒くらいかけてゆっくりと左に重心をかけていきます。**90%くらい左足に体重がかかったとき、身体の重みを左足に感じるはずです。このことを意識的に行ってください。**

次に右足の裏に注意を向けます。右足はつま先立ちになっているかもしれません。そこから右足に重心を傾け、10%から90%に変わっていく変化を感じます。

10秒ならここまでですが、時間があるならさらに左足→右足と2〜3回重

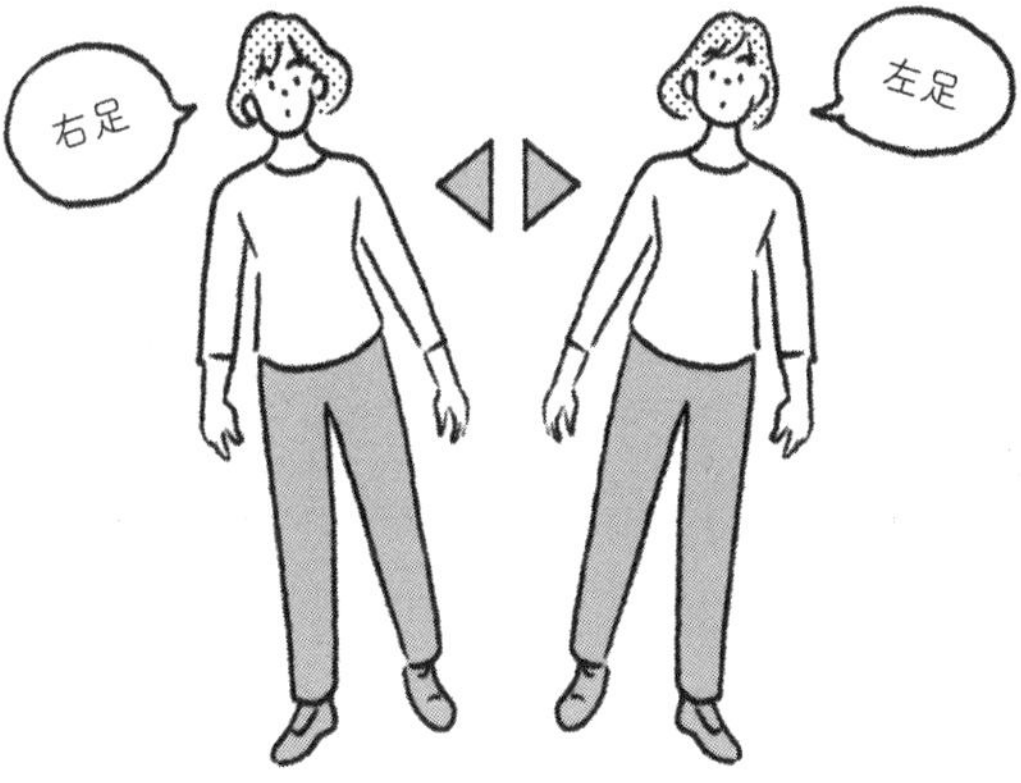

心の変化を味わってみましょう。気づきがあやふやになるなら、「左足」とか「重心を感じている」などと実況しておくとよいでしょう。

### 手順3 おわりの宣言

「マインドフルネスな状態で過ごす」とか「よし」などと宣言してこのエクササイズは終わりです。

身体目覚めるマインドフルネス

# 前後の重心

## 手順1 はじめの宣言

「10秒マインドフルネスのために重心の移動を味わうぞ」でもいいし、いつものように「スタート」とか「Go」でもOKです。

## 手順2 感じる

今度は前後に足を開いて立ちます。重心は真ん中あたりで体重は両足へ均等にかけておきます。たとえば右が前、左が後ろとします。右のかかとと左のつま先の間は縦も横も拳1個分くらいが適当でしょう。**前後、左右とも普通に歩くときよりもやや狭くしたほうが感じやすいです。**

前に出た右足の一番体重がかかっているところを感じます。そして均等にかけた重心を少しずつゆっくりと前に傾けていきます。その間、一番体重がかかっていくところは「かかと」↓「土踏まずの外側」↓「小指球周辺」↓「母指球と親指あたり」と変化する重心を感じましょう。

90％ほども右足に重心がかかると、左足は爪先立っています。最後に左足のつま先が地面に触れている感覚を感じて終わります。気づきを確かめるためには「右足」↓「左足」と実況しておきます。

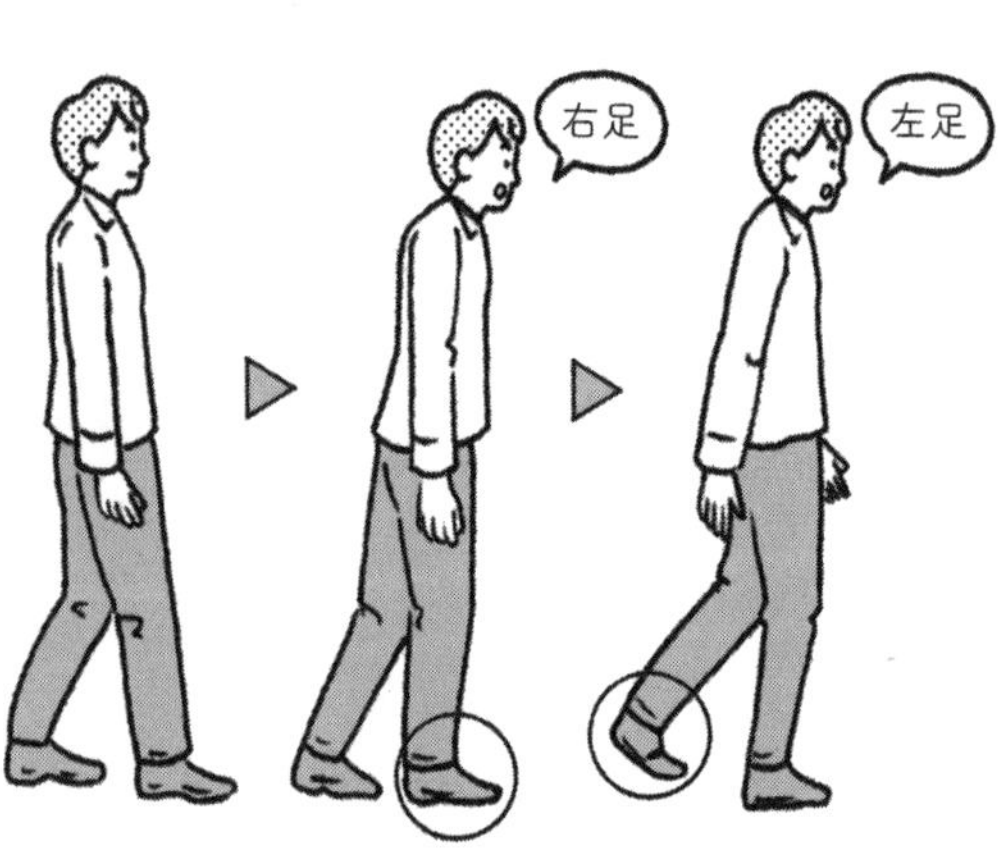

## 手順3 おわりの宣言

「マインドフルネスな状態で過ごす」とか「よし」などと宣言してこのエクササイズは終わりです。

新しい一歩を踏み出すマインドフルネス

# 歩く

これは10秒ではできません。本来であればこの項目に入れるのは問題がありますが、【身体目覚めるマインドフルネス　前後の重心】のエクササイズの延長ですからここで解説します。時間があるときにチャレンジしてください。

歩くは【身体目覚めるマインドフルネス　前後の重心】のエクササイズを何度か行って感じることに慣れてからのほうがいいでしょう。なぜなら、**連続する動きの中でいつしか集中が途切れ、気づきを失う恐れがあるから**です。

## 手順1　はじめの宣言

「10秒マインドフルネスのために足の感覚を意識する」でもいいし、いつものように「スタート」とか「Ｇｏ」でもＯＫです。

歩くことは日常のなかにある行為の一つです。「エクササイズであること」と日常をしっかりと区別するためにもここで宣言をすることはとても大切なのです。

## 手順2　感じる

立ち方は【身体目覚めるマインドフルネス　前後の重心】と同様、前後左右に拳一つ分ほどの隙間を開けて立ちます。もしくはかかととつま先がほとんど接するぐらいでもいいでしょう。**始めるときに間隔を広げすぎるとぐらついてしまいます。**重心はほぼ真ん中、左右とも50％ほどから始めます。

前足（右足）の重心を感じながら、徐々に重心を前足に移します。

体重を移動させていくにつれて重心が移動していきます。「気づき」を得る場合、どこか一点に体重がかかっているのを集中して感じる方法と重心の移動に沿って感じていく方法がありますがどちらでもＯＫです。ちなみに私は重心の移動を感じるのが好きです。

90％ほどが前の足に移れば、母指球と親指あたりが強く意識されるでしょう。ここで実況するとしたら「右足（右が前なら）」もしくは「圧」と実況しておきます。そこから後ろの足（左足）に注意を向けます。

おそらくつま先だけが地面についています。そこからさらに体重を前足にかけていくと、徐々につま先と地面の接触面が小さくなっていきます。そして100％前足に移動すれば、つま先が地面から離れる瞬間を迎えます。**ここを逃さず、「離れた」と実況しておきます。**「離れた」ことに気づき名前

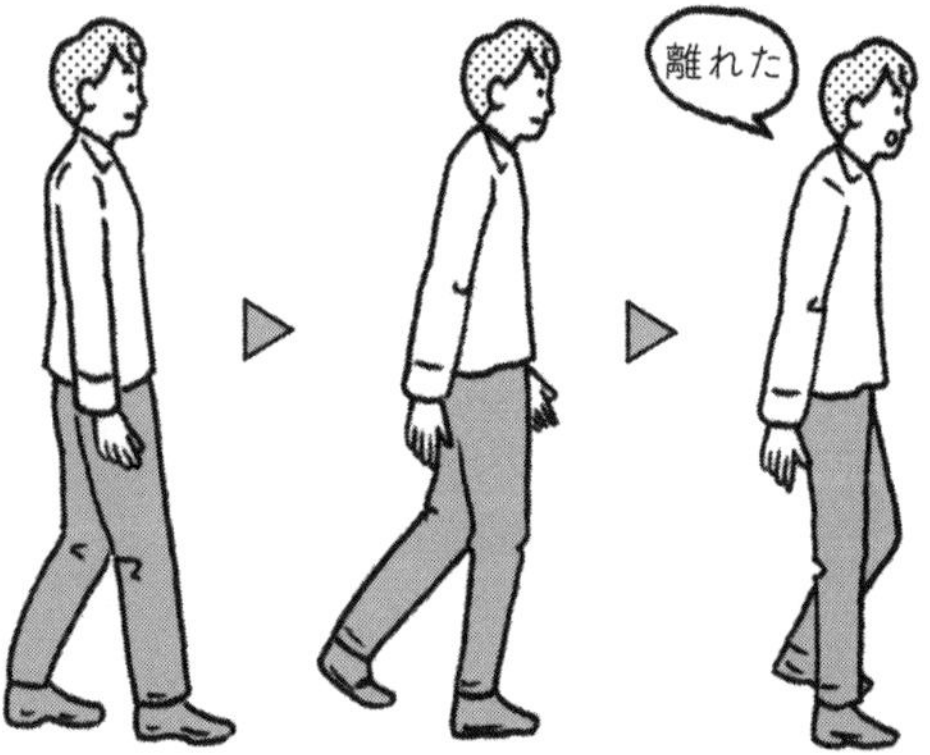

をつけて実況しましょう。

前足（右）に100％体重をかけたままで、浮いた後ろ足（左）を徐々に前へと動かします。つま先が今、移動しているのを感じますね。そのとき「移動」とか「歩いた」などと実況すれば集中が途切れて気づきを失うことを防ぐことができます。


移動した左足をかかとから地面につけるとき、そのかかとが右足のつま先あたりにきたらいったん動きを止めます。

そこで注意の集中先を前に出た左足のつま先からかかとへと変えます。

慣れてきたら足を止めなくてもいいですが、足を止めずにつま先からかかとに注意をうつすと気づきが大雑把になってしまいます。慣れないうちは止めておいたほうがいいでしょう。


前に出た左足のかかとに注目し徐々に地面に近づけます。そして地面に触った瞬間の感覚を確かめながら、「ついた」などと実況しておきます。

左足にはほとんどまだ体重はかかっていないはずです。そこから徐々に体重を左足に移していきます。両足の荷重が同じくらいになったら重心は土踏まずの外側あたりにきているでしょう。その間、重心の位置の変化を感じておきます。

さて、これで一歩進みました。右足と左足は前後で入れ替わっています。この間、20～30秒くらいかけましょう。

ここからまた新しい一歩をマインドフルネスな状態で踏み出してください。時間にゆとりがあったら5分、10分とチャレンジしましょう。

ここで注意点があります。

**ふらふらする人は拳一つではなく歩幅をもっと縮めてください。** 後ろ足の着地点が前足と重なるくらいでもOKです。つまり新たに着地した足のかかとが、今体重を支えている足のつま先を越えていなくてもいいということです。このエクササイズは移動することが目的ではなく、歩行を感じることが目的ですから、目的地があって歩いているときに、ついでにこのエクササイズをすることは注意が必要です。

## 手順3 おわりの宣言

「マインドフルネスの状態で過ごす」とか「よし」などと宣言してこのエクササイズは終わりです。

このエクササイズを実施すると息が苦しくなるという人がいます。集中と緊張がごっちゃになると呼吸を忘れがちです。**このエクササイズは呼吸を止めずに行ってください。**

こわばりをゆるめるマインドフルネス

# 身体の一部

身体の声を聴くことはマインドフルネスのとてもよいエクササイズです。特に心が緊張していると身体のどこかに余計な力が入っているものです。ここでは肩に注目してみます。

## 手順1 はじめの宣言

「今から肩の声を聴く」と宣言します。

## 手順2 感じる

肩に注目すると緊張を感じます。ここで「緊張」と名づけ実況しましょう。

もしも余計な力が入っていたら力をぬいたり、ぐるぐる動かしたりしてリラックスしてもいいでしょう。

### 手順3　おわりの宣言

「今からマインドフルネスの状態で過ごす」と宣言してこのエクササイズは終わりです。

自分が緊張しているということに気づくのは意外に難しいことです。身体の声を聴くことで自分の緊張を知ることができます。**自分が緊張していることが客観視できればリラックスするのは簡単です。**

全身をスキャンするように緊張を感じていくボディースキャンというマインドフルネスのエクササイズがあります。10秒マインドフルネス瞑想では全身ではなく、身体の一か所に絞ってボディースキャンしましょう。

感情ほぐすマインドフルネス

# 心の声を聴く

私たちは常に何かを考えています。一日に6万もの思考をくり返していると言われますが、そのほとんどに私たちは気づいていません。感情は思考の結果です。もしも6万もの思考が自動操縦モードだったとしたらどうでしょうか。**気づきがないまま過ごしているとすれば、ネガティブな感情に知らないままとらわれてしまっているかもしれないのです。**しかし、10秒あれば心の声に耳を傾けることは可能です。

あなたはどんな感情を感じているでしょうか。ワクワクするようなときめきや充実感、くつろいでリラックスした感覚でしょうか。それともさみしさ、悲しさ、怒り、いらだち、不安のようなネガティブな感情でしょうか。

**「今、ここ」での心の中にある感情を意識してください。**そして感情に名前をつけてください。それが、たとえば「悲しみ」であったとしたら、それを自分で「私は悲しみにとらわれていた」と実況中継してみましょう。親しい友人の話を聴くように「悲しみにとらわれていたんだね」と声をかけてみるのです。**感情に名前をつけ、自分を実況するとき、自分を客観視して一歩引いた視点に立つことができます。**その結果ほっと一息ついてネガティブな感情を手放してもっと自由に考えることができるようになります。

たった10秒でも「今、ここ」の感情を客観視することは可能です。もやもやした気分を改善することにも役に立つ方法です。

ときには何の感情も感じないこともあるでしょう。そんなときは「今、ここ」にいると今の自分の状態を確認して宣言しましょう。

私たちは常に「今、ここ」にいます。「今、ここ」以外の場所にいたことはありません。ただしそれは身体についてであり、心は常に「今、ここ」を離れて思考というバーチャルな世界をただよってしまいがちなのです。

特に自己肯定感が弱い人は過去にいけば後悔し、未来にいけば不安にとらわれ、他人や環境への不満や自己嫌悪に陥りがちです。**心を穏やかに保つコツは常に「今、ここ」に心をつなぎとめておくこと**です。そしてそれこそマインドフルネスの真骨頂なのです。

「私は『今、ここ』にいます」

このパワフルな宣言で、一気に今の自分の状態を確認し、感じることができます。手順は10秒マインドフルネス瞑想と変わりません。

## 手順1 はじめの宣言

「今から心の声を聴きとる」と宣言しましょう。

## 手順2 感じる

あなたは「今、ここ」でどんな感情を感じているのかを感じます。感情が明確ならその感情に名前をつけます。もし感情を感じられないなら、「私は『今、ここ』にいます」と実況しましょう。

## 手順3　おわりの宣言

「今からマインドフルネスな状態で過ごす」と宣言してこのエクササイズは終わりです。

# 11秒めのマインドフルネスを始める

10秒のマインドフルネス瞑想と言いつつも、長いマインドフルネス瞑想もまた重要です。10秒と5分以上では目的が違います。まずはそこを明らかにしていきます。

**10秒マインドフルネス瞑想の目的は、「10秒間、マインドフルネスな状態を持続する力」を養うこと**です。本来であれば一瞬のうちに虚空へと消えてしまうマインドフルネスの状態を10秒間意図的に続けることで、マインドフルネスの持続力を養います。これはたとえば野球やテニスでいえば筋トレやランニングなどの身体づくりに相当するでしょう。

それに対して**5分の瞑想の目的はやがて発生してくる「雑念」に気づき、手放す力をつけること**です。キャッチボール、素振り、シートノックなどの基礎練習にたとえることができます。

では試合に相当するものはなんでしょうか。それは社会生活の中でのストレスやトラブルに巻き込まれて冷静ではいられないときや逃げ出したくなったりするときです。そこでマインドフルネスな状態である自分を実現することです。

試合の前の基礎練習がここで紹介する長めのマインドフルネス瞑想です。そのための筋トレやランニングなどの身体づくりは10秒マインドフルネス瞑想としてすでに解説しました。

マインドフルネスが最も求められるシーンは、ネガティブな思考や感情にとらわれているときです。だからこそマインドフルネス瞑想中に発生してくる雑念に気づき、手放す力をつけることはとても重要です。**瞑想の途中の雑念を手放すことで、ネガティブ思考や感情を客観視する力を鍛えましょう。**

## 瞑想中のモヤモヤ「雑念」を取り払おう

10秒マインドフルネス瞑想のエクササイズはたった10秒ですから雑念なく瞑想に集中し、マインドフルネスの状態を保つことができたと思います。しかし**1分、2分と続けば必ず雑念が発生します。**

「もうすぐ5分かな？」「これが終わったら」「おなかすいたな」など、こんなたわいもない雑念も放置すると、いつの間にかそのときに抱えている心配事を思い出していつの間にかクヨクヨ考えていたということになります。これでは瞑想がかえってストレスになってしまいます。

瞑想中は潜在意識とつながり、いいアイデアが浮かんでくることがあります。書きかけの原稿の続きや行き詰まった研究の打開策などをひらめいたりもします。そんなときにはマインドフルネスを続けるのか、中断してアイデアを書き留めるのかを決める必要があります。瞑想を続けながらアイデアについて考え続ける癖をつけるとマインドフルネス瞑想の練習にはなりません。

瞑想について考察するという雑念もあります。突然アイデアがひらめいて「こういうやり方のほうが雑念の入る余地が少ないから試してみよう」などと瞑想について考えていると、いつのまにか自動操縦モードに陥り、時間だけが無駄に過ぎてしまいます。

雑念だけにとどまらず、新しいアイデアはマインドフルネスの瞑想では邪魔になってしまいます。**その雑念を取り払い、瞑想を続けていきましょう。**

## 瞑想中、いろんな雑念が現れる

**瞑想START!**

↓

**雑念発生**

- 「もうすぐ5分かな？」
- 「これが終わったら○○しよう」
- 「おなかすいたぁ」

など

# わいてくる雑念は後回し

## 「雑念ばかりでうまく瞑想できません。どうしたらいいですか」

これは瞑想をお勧めし、指導した人からよくいただく質問です。

人は常に思考しています。瞑想によっていったん思考を止めてマインドフルネスになってもすぐに思考が戻ってきます。この思考が雑念です。雑念が現れるのは当たり前のことなのです。

もしも瞑想中に一度も雑念がわかなかったとしたら、それは瞑想の修行を長年積んでいる人か、気づきの力が弱くて雑念に気づけない人かのどちらかです。

瞑想中に雑念に気づくのはよいことです。あるがままに出てくる雑念をマインドフルネスとなり、「今、ここ」にいることに気づいて考えることをやめる。そうやって雑念という思考を手放す練習をしていきます。

**このスキルこそ「棚上げ」という方法なのです。**この棚上げの力を鍛えることこそ、ここでの瞑想の目的の一つです。

たとえば瞑想中に明日のプレゼンのためにやるべきことを思いつきました。

そこで三つの選択肢が生まれるはずです。

**選択肢1……きっぱりと瞑想をやめて仕事をする**

**選択肢2……だらだらと瞑想を続けながらも頭の中でこれからやる仕事のことや段取りなどを考える**

**選択肢3……棚上げする**

このとき、仕事のことを考えないのは難しいものです。しかし棚上げとは「後で考える」と決めて瞑想の対象を感じることに全力を傾けるようにするのです。

この瞑想の対象とは、足の裏の感覚、鼻を通る空気、おなかのふくらみなど、そのときに意識している部分のことです。とにかく感じることに集中するのがコツです。

「瞑想がおわったら忘れてしまいそうだ」と、そんな不安もまた棚上げしておく対象なのです。

また、**棚上げして忘れてしまったならそれはたいしたことではありません。**

棚上げによって手放したものはたいしたことがないものです。棚上げは執着を断ち切る力を養っているとも言えます。

「不安なこと」「心配なこと」の9割は実際には起こらないと言われています。だとしたら不安の大部分は捨て去ってもいいということです。瞑想をとおして棚上げして捨て去ることは心の平穏に役立つ方法です。

**では実際に起こると言われる残りの1割はというと、絶対に対処しなくてはいけないこと**です。それなのに目をそらしていては問題解決になりません。自動操縦モードでクヨクヨと悩んでいても物事は前に進みません。

そこはマインドフルネス瞑想で問題を客観視するのです。すると冷静な視点から問題自体に光があたり、解決に必要な知恵がわいてきます。

## 棚上げをすれば、瞑想に戻れる

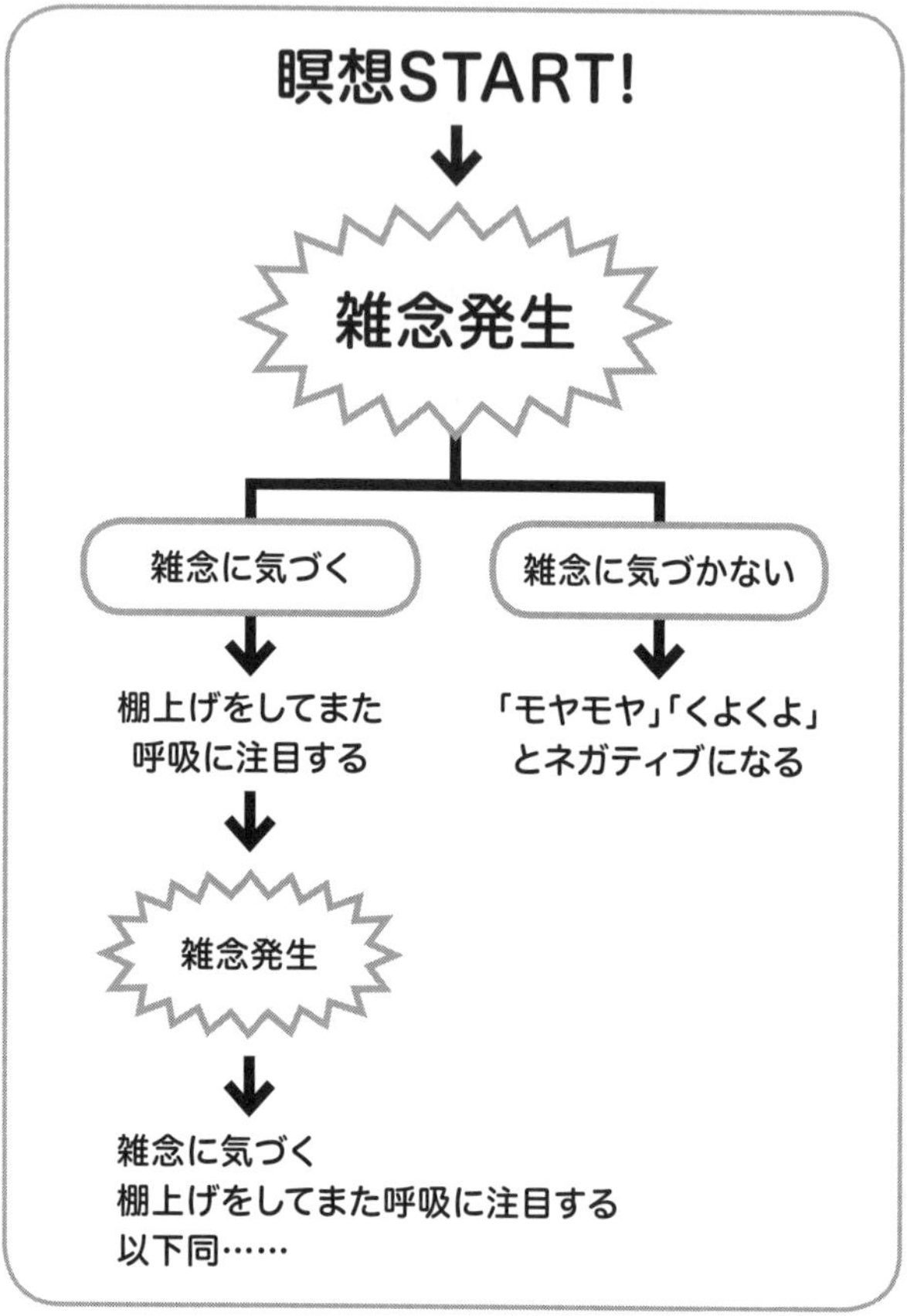

# 10秒の連続が雑念をなくし覚醒をもたらす

**基本は10秒マインドフルネス瞑想と変わりません。**感じる対象を決めて「今、ここ」を感じる、ということです。ここではおなかの動きを例にして説明します。

## 手順1 はじめの宣言

「今からマインドフルネスのエクササイズをする」と宣言します。宣言することによって集中力と気づきの力が増します。

## 手順2　感じる

呼吸に伴って動くおなかの動きを感じて「ふくらみ」「へこみ」と実況していきます。うまく集中できていると雑念はいったん薄らいできます。そのあいだは感じることを続けましょう。やがて集中が途切れて気づきがあやふやになってきて、いろいろな雑念がわいてきます。

**雑念に気づいたら、「雑念」と名前をつけ、考え続けることをいったん「棚上げ」して中断します。**そして注意をおなかに戻してふたたび動きを感じるのです。棚上げとは後で考えることにしてとりあえず中断することです。

ふくらみ　⇕　へこみ

やがて集中が途切れて気づきがあやふやになってくると、ふたたび雑念がわいてきます。雑念に気づけたら「雑念」と名前をつけて棚上げし、注意をおなかに戻してふたたび動きを感じます。あとはこのくり返しです。

## 手順3 おわりの宣言

終わるときは必ず、「ここで瞑想終わり」、「ここからもマインドフルな状態で過ごす」とおわりの宣言をしましょう。

5分マインドフルネス瞑想は、雑念に気づくための訓練です。アラームなどを用意して時間をはかったり、あるいはそれ以上の時間をとったりしても有効でしょう。

長い瞑想ではおわりの宣言をしないと、日常生活と瞑想の境目があいまいになりがちです。だからおわりの宣言はより重要になります。**おわりの宣言をしてきちんと瞑想に区切りをつけることが大切**なのです。

人によってはリラックスしすぎて血圧が下がったり脈が遅くなっていたりするかもしれません。おわりの宣言とともに手足を曲げたり伸ばしたりして身体の調子を日常生活モードに戻しておきましょう。

## すべての雑念をなくさなくてもいい

雑念を手放しても、いつの間にかまた同じことを考えていて、**同じ雑念がどうしても消えず瞑想に全然集中できない、という質問を受けることもよくあります。**

瞑想の目的は瞑想対象（たとえばおなかの動きなど）に集中し思考（雑念）を消すことではありません。瞑想中に立ち上がってきた思考（雑念）に気づき、棚上げをすることで思考（雑念）への執着を断ち切るのが瞑想の目的です。

そこで質問に戻ります。雑念があることに気づいた質問者の方はこの瞬間はマインドフルネスです。瞑想の目的の一つが思考に気づくことですから、これは大変うまくいっているといえます。

棚上げをしていてもまた同じように雑念はわいてきます。この棚上げができないとき、何が起こっているのでしょう。

ネガティブ思考に気づいたらネガティブ思考を棚上げします。瞑想対象から雑念に移りまた瞑想対象に戻る棚上げですが、言い換えれば自分の心が集中する先を自由自在に決める力ともいえます。**その対象となるべきものが何度も浮かんでくるということは、本当は棚上げしてはいけないものだということ**です。

そもそも人はなぜネガティブ思考するのか、それはネガティブ思考が必要だからです。

私は高いところが苦手です。特に手すりがないところでは脚がすくみます。マインドフルネスの練習として岸壁に立ってみたことがあります。このとき自分をマインドフルネスになって見つめてみても恐怖心は0になることはありません。実際に落ちれば命が危ないのなら恐怖心を0にすることは逆に危険だともいえます。

手すりのない岸壁は本当に危険です。不安や恐怖を感じても不思議はありません。しかしそれがあるがままの私であり、否定したり矯正したりする必要のないことだということです。逆に手すりがあって安全なところでの恐怖心はマインドフルネスでほぼ解決します。

これは何も危機的状況だけに当てはまるものではありません。**棚上げによって振り払っても戻ってくる心配事や不安感、イライラや怒りなどは実際に対処する必要がある**ということなのです。そんなときはその不安感やイライラをマインドフルネスとなって客観視するのがよいでしょう。

「私は不安を感じている」
「私は怒りにとらわれている」

そう実況して客観視するとき、冷静な視点に立って必要な対処法や解決策がみえてくるでしょう。

## 昼休みの5分投資で良質な午後へ

グーグルやインテルなど多くの欧米企業でマインドフルネス瞑想が取り入れられているとはいえ、日本ではまだ理解がないところもあるでしょう。忙しい仕事の途中で手をとめて5分も瞑想していては、まわりの人に「サボっている」と思われるかもしれないと気が引けるかもしれませんね。

そこでお昼休みの5分間を瞑想にあててみるのはどうでしょう。心と身体がリフレッシュして午後の仕事が驚くほどはかどります。**たった5分の投資で得るものは計りしれません。**

仕事中は10秒マインドフルネス瞑想。お昼休みに5分のマインドフルネス瞑想と2種類のエクササイズを使い分けてリフレッシュしてパフォーマンスを上げていきましょう。

「瞑想中に眠くなるがどうしたらいいか」という質問をいただきました。

眠気にも2種類あって、一つは睡眠不足で脳が休養を欲しているとき。そしてもう一つは心がだらけてぼんやりとしているとき。

**睡眠不足で眠いなら寝るのが一番です。**昼間なら20分ほどの仮眠が一番効果的です。最近では「パワーナップ」といって積極的にお昼寝を取り入れている企業もあります。しかし、だれもがそんな恵まれた環境ばかりではありません。

瞑想も脳の休養につながりますから、少々の疲れには効果があると言えます。10秒マインドフルネス瞑想や5分の瞑想を試してみましょう。

**心がだらけているのなら、軽く手足をストレッチして脳に刺激をあたえてすっきりしたところで瞑想する**のがいいでしょう。このとき、骨盤をたてて背筋を伸ばすとより覚醒効果が得られます。

まずは「今からマインドフルネス瞑想を始める」と宣言します。

「眠気」や「私は眠気を感じている」などと実況してみましょう。そのことで現実を感じる力と気づく力が強くなって眠気が軽減します。感じた後は「このままマインドフルネスに過ごす」と宣言して終わることも忘れないでください。

ところで**眠いときに瞑想することは別の意味で危険でもあります。**眠いときに瞑想して、そのまま眠ってしまうという危険性です。なぜかといいますと、これをくり返せば「瞑想する＝眠る」という悪い条件反射がつくられてしまうからです。

マインドフルネスとは「今、ここ」の現実にリアルタイムかつ客観的に気づいていることです。研ぎ澄まされた覚醒を目指すものです。眠ってしまうのとはまったく逆の方向ですから、マインドフルネス瞑想の途中で眠くなってそのまま寝てしまうのはいい影響を与えません。ただ心を穏やかにして眠るための瞑想をすることは目的が違いますからＯＫです。

## 場所にはこだわらない

瞑想や坐禅といえば一般には静かで瞑想に集中できるところ、雑念がわかない環境が思い浮かぶでしょう。

最初のうちは集中できて雑念がわきにくい環境がいいです。静かな環境であれば瞑想対象（呼吸や鼻の感覚など）にも集中しやすく、時折発生する雑念にも気づきやすいでしょう。しかし静かで落ち着いた場所を探すほうが難しいと思います。

「自分にはそんな理想的なところはない。瞑想教室に通う時間もお金もない」

「オフィスは常に電話が鳴り響き、家に帰れば子どもが家を走り回っている」

ではこういった状況の人はマインドフルネスの練習はできないのでしょうか。

そんなことはありません。**むしろどんな所でもどんな条件でもエクササイズすることは可能**なのです。実はうるさくて「うるさい」という雑念が出たとしたらそれがまた手放していく格好の瞑想対象となるのです。

たとえば先日、自宅で瞑想中に近所の子どもたちが家の前で遊びはじめました。「うるさい」という想いが出て思わずイライラしてしまいます。

そこでハッと我に返りました。「今、ここ」の現実にリアルタイムに気づいたということです。「子どもたちの声がうるさいと思ってイライラしている」と実況できれば客観的な立場に身を移すことができます。すなわちマインドフルネスです。

イライラを客観視して手放したあとは心穏やかになり、あれほどうるさいと思っていた子どもたちの声が楽しそうに聞こえます。

うるさいなという気持ちに気づかせてくれた子どもたちにも「ありがたい」と感謝の気持ちがわいてきたころ、子どもたちは遊びの場所をかえていなくなっていました。あとには楽しい気持ちと感謝の気持ちを客観視している自分が残りました。

最適な環境で瞑想に取り組める人は幸いです。しかしそんな理想的な環境を望めない人もまた幸いです。**「今、ここ」が瞑想に最適な場所と環境**なのです。

# 第3章

# 一喜一憂しない
# 実践！
# 10秒マインドフルネス

# 第3章を読む前に

10秒、あるいは長い時間のマインドフルネス瞑想を続けることで、あなたはマインドフルネスになるチャンスを増やし、その状態を継続していくことができます。

では日常生活でどのように取り入れていきましょう。

**本章では、マインドフルネス瞑想を通じて「実生活のなかで必ず訪れるあなたを脅かす状態（ストレスや不安、恐怖や怒り、嫉妬など）をポジティブに解決する方法」を提案しています。**そこに加えてキネシオロジーのエクササイズも6つ紹介しました。

キネシオロジーとは、西洋医学のカイロプラクティック（手技療法の一種）

に東洋医学の気の理論を加えたスキルです。心身の両面から健康を目指すすばらしいスキルで気の流れを整えて心身を健康体に戻します。

東洋医学では「病気ではないが異常がある」とわかれば治療を施します。この異常状態は心身のストレスが原因で未病とよばれています。さらに悪化し病気となったら心身症として診断されます。そうなる前に気の流れを整えて心身とも健康な状態に戻りたいですよね。

東洋医学と西洋医学を取り入れたのがキネシオロジーのテクニックです。このキネシオロジー、実はマインドフルネスのエクササイズとしてとても有効なのです。

マインドフルネスの状態になるには、「今、ここ」の現実に気づくことが効果的です。自分を取り巻く外界の現実に気づき、身体や心の声を聴いてマインドフルネスな状態になる。そこにキネシオロジーのエクササイズを加えれば、**マインドフルネスと心身を整える一石二鳥のすばらしい効果をもたらす**のです。

# マインドフルネスで感情をコントロールしよう

喜びや充実感などは歓迎ですが、悲しみや怒り、不安などのネガティブな感情はできれば感じたくないと誰しも思うことです。ネガティブな感情を自在にコントロールできたらどんなにいいでしょうか。

**感情自体を直接コントロールするのは非常に困難**です。そこで感情以外をコントロールすることで間接的に感情をコントロールしていきます。コントロールするのは「思考」と「言動」です。

感情は思考の結果です。たとえば挨拶に返事がなかったときに、「失礼な奴だ」と考えれば怒りを感じます。嫌われたのかもしれないと考えれば、悲しくなったり不安になったりするでしょう。「気づかなかったのかな」と考えることができれば、イライラしないし、悲しみも不安も感じません。つまり、**「思**

**考」というプロセスを経て「感情」は制御できるということ**です。思考の結果が感情なら、思考と感情の結果が言動です。

**感情をコントロールするもう一つのカギは「言動」です。**

ネガティブな言動をくり返していると、もっとネガティブな気分になることは誰しも経験したことがあると思います。ポジティブな言葉やポジティブな行動はポジティブな感情を導きます。だから**意図的にポジティブな言葉を使い、ポジティブな態度で行動すればポジティブな感情になることは可能**です。

挨拶をしたのに返事がなく、無視されたと感じたとき「気づかなかっただけかも」と考えることができれば、イライラも悲しみも感じずにすむはずです。

しかし、ネガティブ感情にわしづかみにされているときに、そう考え、わだかまりなく笑顔で話しかけることは難しいでしょう。そこでマインドフルネス瞑想です。

ただ、勘違いしてほしくないのは、ポジティブ思考することがマインドフルネスではないということです。**マインドフルネス瞑想によって感情や思考を客観視するとき、ポジティブ、あるいはネガティブであったとしてもその感情か**

## 感情をコントロールするとは

悲しみ　イライラ

怒り　不安

↓

**マインドフルネスで
自分を客観視**

↓

「まあ、いっか」
「こんなふうに解決できるかも」
と前向きに考えられる

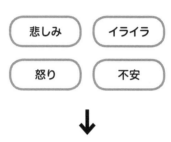

**ら一歩引いた視点で冷静な観方ができる**のです。それができたとき、苦痛は緩和されるのです。その瞬間、ほっと一息ついて肩の力が抜けてラクに感じられるのであれば、それは結果的にポジティブな感情を感じていることになっているると言えます。

ネガティブ感情のまま笑顔になるのは難しくても、マインドフルネス瞑想でニュートラルな感情になったとき、ほっと一息ついて「まあいいか」とつぶやきながら笑顔になることはそれほど難しくないはずです。そのネガティブではない言葉が前向きな言動につながり、ポジティブとなれるのです。

## 感情に名前をつけて実況中継する

そこで、ネガティブな思考や感情を客観視する具体的な手法が必要です。その具体的な手法が**「感情に名前をつけ、自分を実況中継すること」**です。

「挨拶を無視されてイライラした」場合を例に考えてみましょう。

あなたは「無視された、失礼なやつだ」と考え、イライラの感情が出てしまいました。それが「今、ここ」の現実です。「今、ここ」で感じている感情は「苛立ち」や「不快感」です。これを「怒り」と名づけます。そして「私は無視されて怒りにとらわれている」もしくは「無視されて怒りにとらわれた」と実況しましょう。

**感情に名前をつけて実況するとき、一歩引いた視点に立っています。**実況するということは一歩引いた視点に自分を移すことです。その結果、マインドフルネスの状態に近づきます。これならば10秒でできます。巻き起こっている感情を否定せずに、あるがまま、その時感じた感情に名前をつけて実況します。**実況できるとき、それがマインドフルネスの状態といえます。**一歩引いた視点から観ています。するとあるがままの現実を把握できるようになりますので、そこでほっと一息つけると肩の力を抜くことができるのです。

ほっと一息ついて肩の力が抜けたとき、さっきまでのイライラはいつのまにか軽減して「まあいいか。急いでいたんだろうな」と考えている自分にふと気づくことでしょう。

## 感情に名前をつける

無視された → 不安、悲しみ

割り込まれた → イライラ、怒り

↓

**その感情に名前をつけて実況する**

例　声をかけたのに無視されて悲しかった
　　車で割り込まれてイライラした　など

↓

**建設的な考え方になる**

「傾聴」というカウンセラーの基本的なスキルがあります。

カウンセラーはクライアントにただ寄り添って、クライアントが考えていること、感じていることを理解しようとします。それが傾聴です。

そのとき、傾聴したカウンセラーがクライアントにかける言葉は、「なるほど」というあいづちや「無視されて腹が立ったんだね」というクライアントの現実に反映したオウム返しの言葉になります。オウム返しによってクライアントは「理解してもらえた」と安心し、クライアントに心を開きます。そしていつしかそのイライラは癒されていくのです。

**マインドフルネスとは自分の心の声を聴くことでもあります。**そして「挨拶を無視されてイライラした」と実況することは、心の声を聴いて傾聴していることになり、カウンセラーのオウム返しと同じ効果を発揮しています。

つまりマインドフルネスになるとき、自分の心の声を自分自身が傾聴するのです。傾聴してもらえた自分の心は、理解し傾聴してくれた自分を好きになり、自己を肯定する力が自然と強くなるのです。

次からは「倦怠感」「緊張感」「悲しみ」「不安」「嫉妬」「恐怖」など普段陥

りやすい感情にどうマインドフルネスが効果を示すかを紹介していきます。

## やる気がまったくでてこないとき

**やらなきゃいけないのにやる気が出ないことがあります。**やる気が出ないときのその原因はいろいろ考えられます。たとえば人から無理やりやらされているときはやる気は出ませんね。そんなときは「これは大切なことだから自分の意志でやるんだ」と意味づけを変えてみるのも一つの手です。自分でやると決めたことであればモチベーションが上がりやすいでしょう。

とはいえ多くの場合でモチベーションが上がらない原因においては、それだけが理由ではないと思います。たとえば**恐怖でやりたくないと感じることもあります。**スピーチ原稿を書いていても、スピーチ自体が嫌いで失敗するという恐れに取りつかれていればペンは進まないでしょう。

そんなときは「私はスピーチを怖がっている」と実況しましょう。スピーチが苦手な自分、失敗して恥をかくことを恐れている自分、そんな**あるがままの**

**自分を認めたときに恐れは客観視され、軽減されます。**

マインドフルネスになって自分の正直な気持ちに向き合ったときに、自分の思想、信条、主義、ブランディングなどの方向性の違いなどでやるべきではないと気づくこともあるはずです。そんなときはいっそやめてしまうのも一つの選択肢だと思います。

## 水を存分に味わう

なんとなく気分がのらない、身体が重いというときにはまず身体の声を聴いてみてください。するとのどが渇いているかもしれません。東洋医学においては気・血・水の３つが滞りなくスムーズに流れていることが心身の健康にとってとても大切だと言われています。たとえば血が滞れば脳梗塞や心筋梗塞ですし、水が滞れば浮腫や心不全、腎臓病を引き起こします。

**身体が脱水状態になっていると、気の流れが滞って、なんとなく身体が重かったり気分がのらなかったりやる気がでなかったりという状態になるこ**

**とがあります。**

**実践** 口に含む前に「水を飲む」と宣言します。

一口水を口に含んでみましょう。一気に飲み込まず、口の中で水を転がしてゆっくりと丁寧に味わってから飲みましょう。身体に水が浸透して気の流れが整うと心身がリフレッシュされてきてマインドフルネスになりやすくなります。

飲んだ後は「このあともマインドフルネスに過ごす」と宣言します。

ところで、このときの飲料は砂糖・カフェイン・アルコールなどを含んでいないただの水のほうが適しています。これらは脱水を助長し逆効果になるからです。

## 絶対に失敗したくないとき

どんなに練習したとしても、いざ本番で心が「今、ここ」を離れてしまえば、「失敗するのではないか」と心配して不安になってしまいます。また、「もっと準備しておけばよかった」などと後悔の念に浸ってしまえばパフォーマンスが低下し本当に失敗してしまうかもしれませんね。

ここ一番というときこそ10秒マインドフルネス瞑想です。**このときのために準備してきたことを最大限に発揮するには心を「今、ここ」につなぎとめる必要があるのです。**たった10秒のエクササイズで最高のパフォーマンスが得られることを実感できるでしょう。

勝負をかけたプレゼンや交渉の場に立つと緊張して肩の力が入ります。適度な緊張は必要ですが、過度の緊張は失敗の原因となります。**こんなとき「落ち着くんだ」と言葉で自分に言い聞かせてもうまくいきません。**むしろ潜在意識には「落ち着いていない自分」が強く印象づけられて、さらに緊張してしまうことが多いのです。**リラックスしたいときには身体の緊張をさきに解くのが有効です。**

心身一如《しんしんいちによ》という言葉があります。心と身体は一つであり、わけて考えることはできません。心の緊張は身体の緊張を生みます。逆に身体の緊張は心の緊張を引き起こします。心と身体は相互関係なのです。

心の緊張を直接緩和することよりも、身体の緊張をすぐに意図的に解くほうが簡単です。力をぬけばいいだけです。ただし、どこに余計な力が入っているのかに気づいている必要があります。

身体の声を聴き、どこに力が入っているのかを探るマインドフルネスのエクササイズの一つに身体を観察する「ボディースキャン」があります。ボディースキャンとは頭のてっぺんから足の先まで一か所ずつ注目し、よけいな力が入っていないかどうかを調べるエクササイズです。

ただ、ボディースキャンは本来、横になって全身をくまなく調べていく方法ですから、オフィスで仕事中にするというわけにはいきません。そこでボディースキャンの簡略型をご紹介します。その方法とは、**「あらかじめ緊張によって力が入りやすい場所を二〜三か所把握しておき、肝心なときにその部分を探っていく」**というものです。

ここでは力の入りやすい部分である四か所を例として挙げました。自身の力の入る箇所をあらかじめ知っておくことで、ボディースキャンは効果をあげるのです。

**眉間　眉間にしわが寄っていませんか？**

眉を上下してみるなど、力をぬきます。

**顎　無意識に歯を食いしばっていませんか？**

歯と歯の間を軽く開けてみましょう。

**肩**　**肩は上がり、やや猫背になっていませんか？**

肩は下げ、肩甲骨をよせて胸を張ってみましょう。力がうまく抜けないときはいったん逆に力をいれてから抜くとうまくリラックスできます。

**首**　**首が固定されていませんか？**

スマホやパソコン作業が続けば頭が下がって下を向くので首が緊張しがちです。スマホやパソコンから目を離して前方15度ほど上を向いてみたり、逆に下を向いて右左と首を回してみましょう。あまり上を向くと首を痛めることもあるので注意が必要です。

## 両手で両膝をタッチ

人の脳は反対側の身体を支配しています。すなわち右手や右足は左の脳が、左手や左足は右の脳が操っています。

人は、はいはいを覚えてから、右手と左足、左手と右足という具合に交互に手足を使ってきました。

つまり左の脳と右の脳を同時に使うことで脳を発達させてきたのです。長じて歩くようになっても右手と左足、左手と右足を同時に出して歩いていますね。

**頭が疲れたときなどは基本に返って「はいはい」から「歩く」までつちかってきた動きを再確認してみるのがお勧め**です。

**実践** マインドフルネスに身体の声を聴きます。

次にのどが渇いていたら水を飲みます。

安全な場所に立って「交差足踏みをする」と宣言します。右足をあげて右膝を左手でタッチ。ついで左足をあげて右手でタッチします。リズミカルに1秒に一回足踏みをすれば10秒間で5往復できま

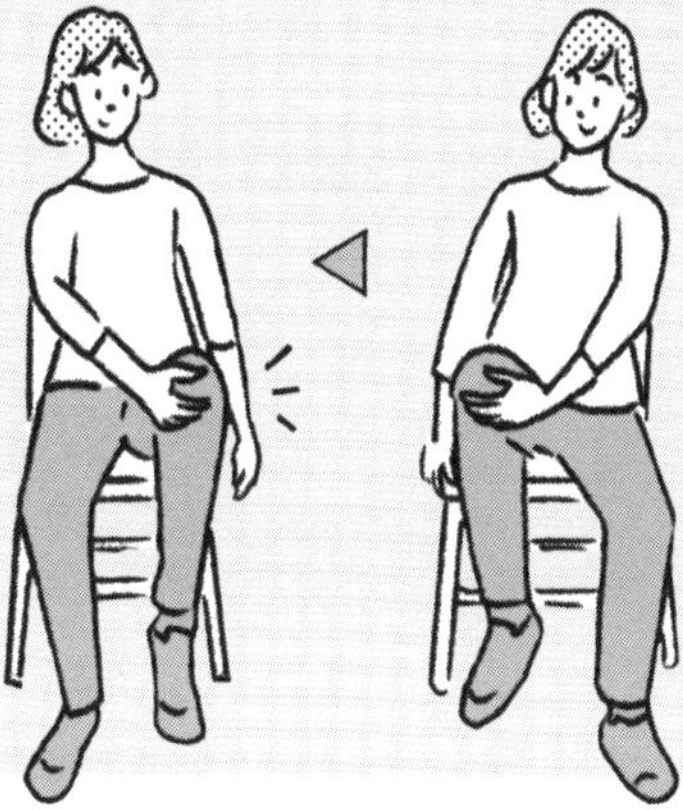

す。ゆとりがあれば10秒で止めずに1分ほどしてみるのもよいでしょう。

足が悪くて立って足踏みができない人や、ふらふらして危険な人は椅子に座ったままでもエクササイズできます。椅子に座って膝をもちあげて反対の手で触るだけでも十分効果的です。

# 怒りや悲しみに我を忘れそうなとき

大切なものを失ったときに出てくる感情が悲しみです。そのときの思考は「大切なものを失った。もう取り返しがつかない」となっているでしょう。「失いそうだ。どうしよう」と考えれば、焦りや不安が出てきますし、失ったものに対して「どうしてくれるんだ。お前のせいだ」と責めれば「怒り」となります。

イライラしたときと同じで、あるがままの思考と感情を否定してポジティブに考えてみるのは失ったものが大きければ大きいほど困難を極めます。

1　大切なものを失ってしまった（現実）

2　取り返しがつかないと考えてしまう（思考）

3　悲しみ、落ち込む（感情）

これらすべて、あるがままの現実です。

現実は否定せずに受け入れなければ先に進めません。受け入れるとは「失ってしまって悲しい」という現実に直面することです。そこから**「失って悲しいんだな」と実況できるとき、一歩引いた視点から自分を客観視して少し冷静になれる**のです。

## 両手両目を∞に動かす

気持ちが落ち込むと考えがふさぎがちになってしまいます。**悲しさを感じたときやマンネリに陥っていたりしたときには新しい視点がほしいとき**ですから、ぜひ両手両目を動かして気分を変えてみてください。

**実践** のどが渇いていたら水を飲みましょう。
次に「横八の字をする」と宣言します。

正面を向いて右手で目の前の空中に大きくゆっくりと横八の字（∞）を書きます。このとき、顔は正面を向けたまま目だけで手の動きを追っていきます。横八の字の書き方には、中央の丸が交差する部分で切りあがる書き方と切り下がる書き方の2種類あります。**このエクササイズでは必ず切りあがる書き方を採用してください。**

右手で3回、左手で3回、そして最後に両手の平を合わせて3回行うのがワンセットです。終わったら「マインドフルネス

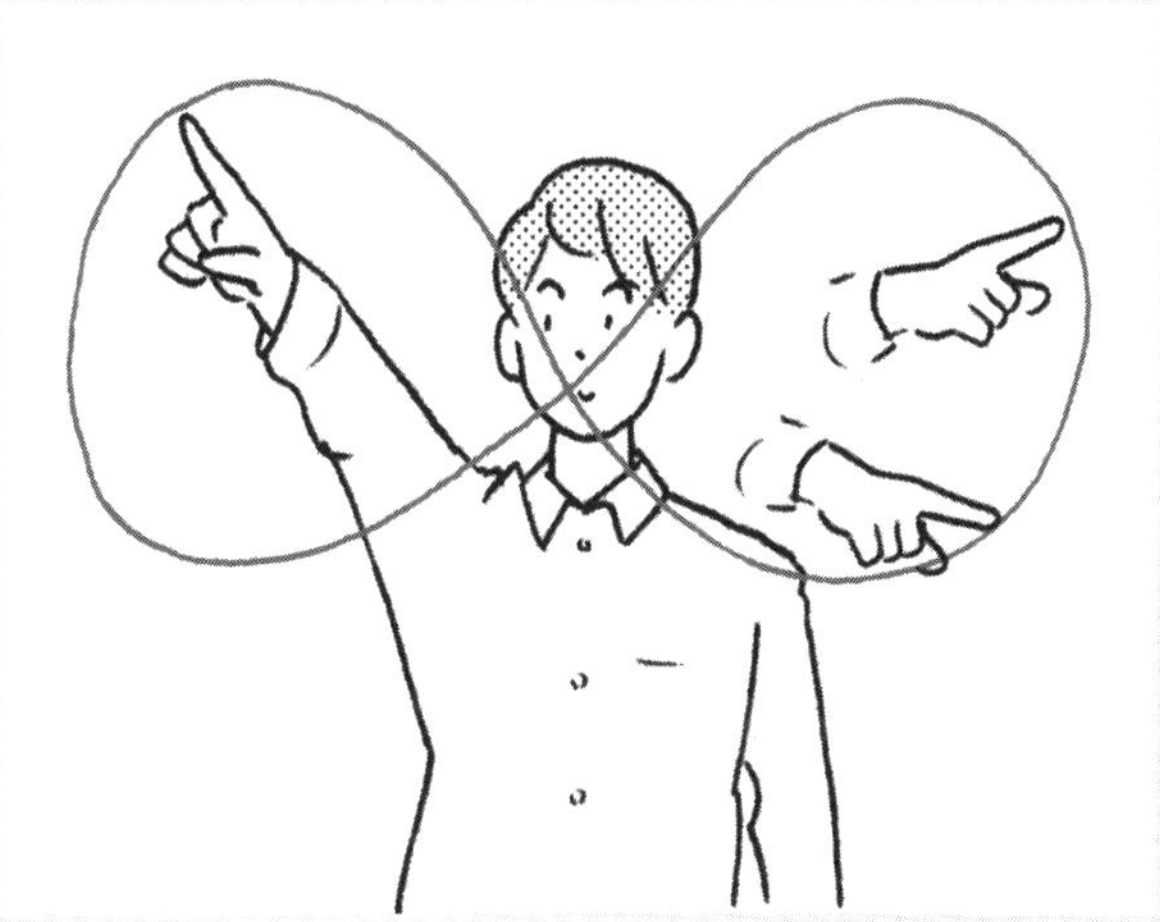

の状態を保つ」と宣言してエクササイズを終了しましょう。このエクササイズはやりすぎると目が疲れるので一回にワンセットにとどめてください。

なお、人前や電車に乗っているなど、手を動かすことができないときは視線だけ動かしても効果は期待できます。

また、これはキネシオロジーのエクササイズではありませんが、ぜひとも紹介したいエクササイズがあります。

**深刻になっている時には表情が硬くなります。**表情が硬いことによって今が深刻な状況だと潜在意識に伝わってますます視野が狭くなり深刻になっていきます。

そんなとき、ふとマインドフルネスを取り戻せばほっと一息ついてリラックスできるでしょう。すると自然に視野が広がって「何とかなるかもしれないな」と思えてきます。「なんだ、自分はこんなことにこだわっていたのか」と思えて笑顔が戻ってくるでしょう。

ですから**最初にマインドフルネスの状態になった瞬間、微笑んでしまい**

**ましょう。**すると潜在意識には「深刻ではない」というメッセージが入っていきます。ゆとりをもって物事に対処できるようになります。ふと気づいたとき、思いついたときに自由に何度でも微笑んでください。マインドフルネスの状態を増やし、そのときに逃さず微笑めば、気分が良くなったり人間関係が改善したりという効果を期待できます。

# 不安が頭を離れないとき

ネガティブ思考の中でも不安や恐怖は克服するのが難しいものです。**理屈では大丈夫だとわかっていても、いくら「怖くない」と自分に言い聞かせても、いざとなると怖くなってしり込みしてしまう**のです。

ある人は人前でスピーチを頼まれれば逃げ出したくなり、またある人は声の大きな人の前では自分の意見を言えなくなってしまったりします。人によって弱点が違うのは、潜在意識の中の恐怖の対象が人それぞれ違うからです。潜在意識とは心の奥にあって普段は意識できない部分です。理屈では大丈夫とわかっていてもその恐怖から逃げてしまいそうになるのは潜在意識の問題だからです。

潜在意識の問題だからといってそのままにしていてはいけません。**そんな恐怖心や不安感からは逃げずに立ち向かいましょう。**なぜなら、目の前の恐怖から逃げること自体、潜在意識に「それはやはり怖いものなのだ」という自己暗示をかけることになるからです。つまり、逃げれば逃げるほどもっと怖くなる悪循環というわけですね。

「幽霊の正体見たり枯れ尾花」

故事にこんな言葉があります。尾花とはススキの穂を指します。幽霊と思いこみ、怖いと思っていたけれど、よく見てみれば枯れたススキだったという意味です。怖くて直面することを避けているものには、実はよくわかっていないことが多いのです。逆によくわからないから怖いのですね。だからこそ怖いものに直面して正体を明らかにすることが大切なのです。ただの枯れススキだったというように、**正体さえわかればもう怖くありません。**

とはいえ怖いから見ることができないのであって、まずはその恐怖感を緩和する必要があるでしょう。そこでマインドフルネスです。

ここでも感情に名前をつけて実況する手法が役に立ちます。

「恐怖」「自分は怖がっている」と実況できるときには恐怖心は客観視され、若干緩和されています。そこで怖いと思っているものに直面してみると、怖いものの正体がわかります。正体がわかれば、怖くなるか、もしくは対処する方法がおのずとわかってくるでしょう。その恐怖は高い場所や狭い場所かもしれませんし、人前でスピーチするということかもしれません。

**実際に挑戦するうえでは一つコツがあります。**

マインドフルネスの状態になれば今までは無理だと思っていたものでも、「このくらいならできそう」と思える範囲が少し広がっていきます。**「やろうと思えばできそう」「まだしていないけれどやれそう」。そういったレベルのものを一つ探してください。**そしてそれにチャレンジしてください。もしもできなければハードルを下げてもう一度探しなおします。そんな「未完了でも挑戦できそうなもの」を探してチャレンジする。このくり返しであなたの不安を取り除いて新たな可能性の幅を広げてください。

例として、スピーチが苦手な人がいるとしましょう。

スピーチのことを考えたとき、気持ちが高ぶってきて身震いします。人前に立った時のことを考えるといつも緊張して頭が真っ白になります。その状況に「緊張」と名づけます。すると「自分は人前で話すと緊張して何も喋ることができなくなるから怖いんだ」ということに気づきます。恐怖の正体がわかると自分にとって今できそうなことにチャレンジできます。

- スピーチしている様子を詳細にイメージしてみる
- 原稿をつくって一人でスピーチしてみる
- 親しい友人に聴いてもらう
- 2〜3人の前で発表する

など、自分のできる範囲のことにチャレンジしてみてください。

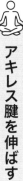

## アキレス腱を伸ばす

怖いものに直面したときの対応は人間も動物も一緒です。「戦う」「逃げる」「固まる」のどれかです。動物や虫なら戦略として固まって死んだふりをするのも有効かもしれません。しかしスピーチの途中で息をつめて固まってしまえば次回はもっと恐怖心が強くなってしまいます。

怖いときこそ果敢に挑戦したいものです。そこでアキレス腱を伸ばすエクササイズです。慣れない仕事や苦手な人に会うなど、不安や恐れが出やすい場面に有効で、私も大勢の前で話すときには今でもこれを使うことがあります。

怖くて逃げ腰になっているときにはアキレス腱が縮んでいます。一方、挑戦しようと前のめりになっているときはアキレス腱が伸びています。**怖いときに挑戦の姿勢に持っていくためにアキレス腱を伸ばす**のです。

**実践** のどが渇いていたら水を飲みましょう。

次に「アキレス腱を伸ばす」という宣言のあと、意識を左右どちらかのアキレス腱に固定します。

**マインドフルネスを保ちながらゆっくりとアキレス腱をストレッチしま**

**す。** 十分に伸ばしたら反対側もストレッチしましょう。

身体は戦うモードに変わっていますので恐怖心は半減しています。そこでもう一度マインドフルネスの状態で怖かったものを観てください。

すると、「そんなに怖くない。できるかも」と思えてきます。マインドフルネスの状態で観察し、正体がわかってしまえば怖くなくなってしまうのです。

最後にマインドフルネスでいることを宣言して、チャレンジしましょう。

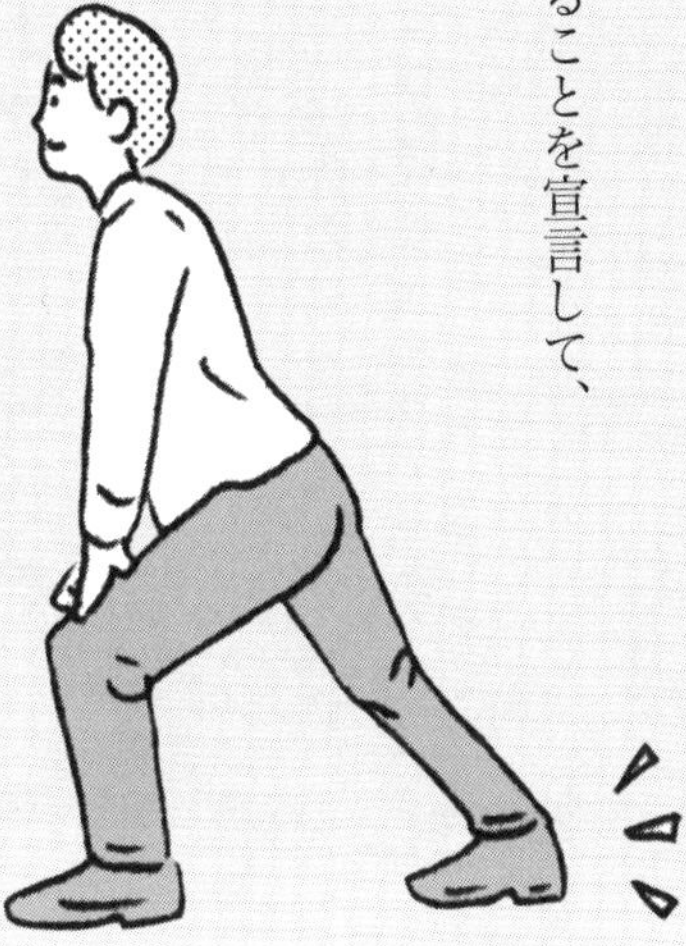

## 罪悪感や嫉妬を感じてしまったとき

自分だけが恩恵を得たときはとても嬉しいものです。自分だけが災難を免れたときにはホッとします。しかし自己肯定感が弱い人や、潜在意識に「楽しんではいけない」「謙虚でいるべきだ」「他人を優先せよ」などという信念がある人は後ろめたい気持ちになってしまいます。

相手にひどいことをしたり損害を与えたりしたのなら別ですが、必要がないときにまで罪悪感を持ってしまうのは問題です。せっかくの喜びに水を差してしまいます。そして罪悪感を持つたびに「楽しんではいけない」という考えが潜在意識に上書きされて、その罪悪感はより強固なものになってしまうのです。この罪悪感を手放して自由になれればどんなに楽でしょうか。**10秒マインドフルネス瞑想で「これは罪悪感である」と名前をつけて「罪悪感に今、陥っている」と実況できれば少しずつ罪悪感を手放していけるでしょう。**ここでも10秒マインドフルネス瞑想が役に立つのです。

マインドフルネスとなり、客観視することになれてくると自分のパターンがつかめてきます。そのときにすかさず、「いつものパターンで罪悪感に陥っていた」と実況できればこの課題も卒業が近いでしょう。

## 嫉妬を感じるならマインドフルネス

あなたが持っていない素晴らしいものや、他人の特権などに「あの人はいいなあ」と嫉妬してしまうこともあるでしょう。自分は頑張っているのに得られなかったものを楽々と手に入れている人を見ると心穏やかではいられません。

**嫉妬は損です。「あの人はいいなあ」というとき、自分の潜在意識には「だって自分には無理だから」という暗示が入っていきます。**顕在意識では「なにくそ、自分も頑張るぞ」と思っていても潜在意識が邪魔をしてしまいます。その結果、努力が実りにくくなるのです。

さて、マインドフルネスとは「今、ここ」の現実にリアルタイムかつ客観的に気づいていることです。この場合の「今、ここ」の現実とは、「他人に嫉妬してしまった」ということです。

あるがままの自分を認めて理解し、客観視することがマインドフルネスです。**「これは嫉妬だ」と名前をつけて「私は今、嫉妬している」と実況できれば、一歩引いた視点に立って客観視できます。**そのぶん、嫉妬の苦しさはある程度緩和します。そのあとで「なにくそ、自分も頑張るぞ」と宣言するのもいいと思います。

もしくは「いつか自分も手に入るだろう」と思えているあなたを発見して冷静になるかもしれません。そのあとで「良かったね、おめでとう」と本心で相手に言える心の余裕が手に入ります。

## 頭がもやもやしたら鎖骨をこする

頭や首からのリンパ液が心臓に戻るときに通るのが鎖骨下静脈です。ここで**リンパの流れが滞ると気の流れも滞ります。すると何となく頭がすっ**

**きりせず、自分をとりまく世界がはっきりと把握できなくなります。**まわりの人に余計な気を配り、自由に振る舞えないならとても窮屈に生きることになるでしょう。そこでお勧めしたいのが鎖骨こすりのワークです。

**実践** 身体の声を聴いて、のどが渇いていたらまず水を飲んでください。次に右手で鎖骨の下に手を当てます。親指は右鎖骨の下でその他の四本は左鎖骨の下に指を当てます。左手の場合は親指が左鎖骨の下になりますね。その際、使用していないほうの手はおなかに当てておくのがよいでしょう。

「鎖骨をこする」と宣言し、そのあとは10秒ほどこすります。**リンパの流れを促すことが目的なので少し強めにこすります。**このときこすっていることだけに集中しま

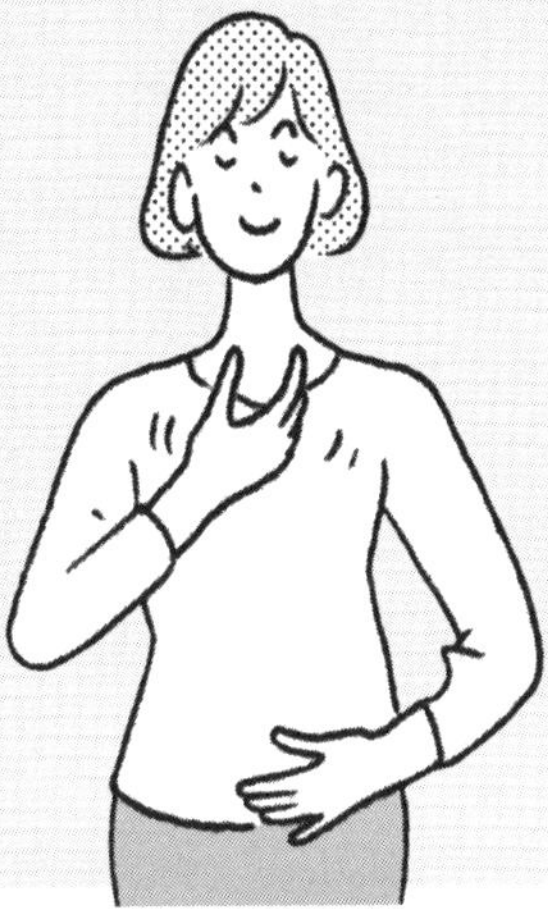

しょう。何度かくり返し、気分がすっきりしたら「マインドフルネスに生きる」と宣言して終わりましょう。

# 危機感で焦ってしまったとき

この本の原稿を書いているまさにそのとき、震度5強の地震が起こりました。目の前のテレビがガクンガクンと揺れて今にも倒れそうになり、2〜3秒経ってスマホから地震のアラームが騒ぎ始めました。**人はいざ生命の危機となるとびっくりを超えてパニックになります。**

地震が起こったことで冷静さを欠き、1〜2秒自動操縦モードで固まっていました。しかしすぐにハッと我に返りました。つまりマインドフルネスです。「今、ここ」に集中したのです。この瞬間、「自分は恐怖にとらわれていた」と心の中で実況することでマインドフルネスを維持しました。そして一つ呼吸してから揺れが収まるまでの間に、倒れそうになっているテレビを押さえるついでにテレビのスイッチを入れて、地震速報が報道されていないかを確認しました。頭の中ではコンロに火をつけていないことを確認していました。

地震が起きて固まっていた1〜2秒の間、呼吸も止まっていました。人は怖いときや緊張したときには耐えるために呼吸を止めて固まってしまいます。**気がついたら呼吸を早めに再開するのがパニックからぬけ出す方法の一つです。**その際、息を吐くところから始めると自律神経も整い、心を落ち着かせる効果が高くなります。

もう一つの例です。緊張したときに「落ち着こう」と心に言い聞かせても落ち着けないものです。そこで10秒マインドフルネス瞑想が役に立ちます。「あがってしまったな」と実況できればホッと一息つけます。あるがままの自分を客観視し、認めることができるからです。

このときも上ずった呼吸を落ち着かせるために深呼吸するならば、いったん息を大きく吐くところから始めます。息を吸うところから始めると交感神経が優位になってよけい緊張してしまう可能性があります。大きく吐ければそのあとは自然に息が入って気分は和らぐでしょう。

## おでこ手当てでストレスを発散

ストレスによって胃の調子を崩すとはよく言われますね。東洋医学ではストレスによって経絡が乱れ胃の調子が悪くなると言われています。キネシオロジーでは胃の経絡を整えるすばらしい方法があります。

おでこにある前頭隆起（眉毛の上のすこしとび出たところ）は胃の経絡を整えるスポットです。**おでこに軽く触れて前頭隆起の部分の皮膚の血行を改善すると、胃の経絡もまた整います。するとストレスもまた緩和されるのです。**

マインドフルネスに心の声を聴いてください。ストレスで悲鳴を上げていたらこのエクササイズの出番です。

**実践** 身体の声を聴いてのどが渇いていたら、おでこに触れる前にまず水を飲みます。

始める前には「これからおでこに触る」と宣言をしましょう。

おでこに手を当てるときに注意点があります。皮膚の血行をよくして気の流れを改善することが目的です。**おでこには強く圧迫するように触らないことが大切です。**おでこの上で手がするすると滑るくらいの触り方がベストです。おでこの皮膚が手について引っ張られるなら強すぎです。

意識はおでこに触っている手でもおでこのほうでも構いません。**「自分は今おでこを触っている」という気づきを保っていることが重要**です。マインドフルネスの状態でおでこに触っているということを忘れてはいけません。

おでこに触っているうちに悩みや苦しみがふっと軽く感じる瞬間がきますので「これからもマインドフルネスに過ごす」と宣言して終わりましょう。

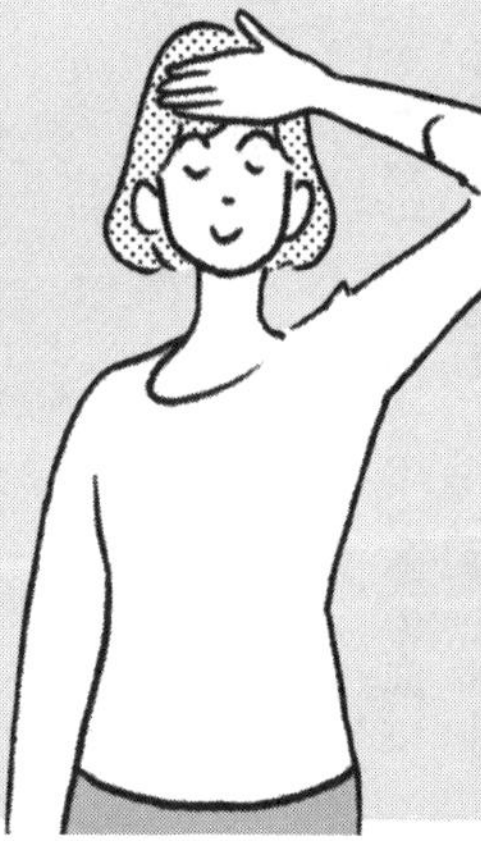

# 第4章

# こんなときに役に立つマインドフルネスを応用しよう

# 第4章を読む前に

マインドフルネスの状態がネガティブな思考や感情にどれだけ効果的かについてお伝えしてきました。でもマインドフルネスはもっと多くの場面で取り入れられるのです。

- 身になるようなことを習慣化したい
- ダイエットを無理なく続けたい
- ゴルフなど趣味でいい結果を残したい
- 人とうまく付き合っていきたい

**職場や知人などの人付き合い、ダイエットやスポーツを行っている一瞬に至**

**るまでマインドフルネスはあらゆる場面で効果を発揮します。**人それぞれに悩んでいることや不安に思うことがたくさんあります。このような悩みが軽減され、思うような結果に近づけることができればどれほどすばらしいでしょうか。

ここからはマインドフルネスの応用の仕方についてお話ししていきます。

**生きていくとはその一瞬一瞬を大切にすることです。**マインドフルネスはそのために強いパワーを秘めています。人とのかかわり合いや日常のちょっとした悩みに取り入れられるところを見つけてみてください。

## あまり効果を感じないときの3つの理解

ここまでどのように日常にマインドフルネスを取り入れていくかを伝えてきましたが、マインドフルネスの理解を深めていろんな場面で応用するためにはこれから紹介する3つの理解を頭に入れておくべきかと思います。

この3つの行為や概念は、自分にとって必要な場面でのマインドフルネス瞑想を実践していく際にとても重要になってきます。

### 1 意図的であること

**マインドフルネスの秘訣の一つは「意図的であること」**と私は考えています。

意図的であるとは自分の意志で行うということです。

たとえば、むし暑い夏の夕方、浴衣を着て散歩をしていて、気づかぬうちに腕を蚊に刺されました。最初は何も感じませんが、そのうちにじわじわとかゆくなってきて無自覚のうちに掻いてしまいます。何度も掻いているうちに自分が蚊に刺されて掻いているという事実にふと気づきます。気づいたということは、それまで気づいていなかったのです。それまではかゆみという身体からの信号に無自覚に反応するだけでしたが、今はそのかゆみに気づきました。

**ただし気づいたからといってマインドフルネスとは限りません。**その現実を客観視できているのであればマインドフルネスな状態といえます。しかし客観視していなければ「いまいましい蚊め」とイライラしながら掻き続けるかもしれません。

蚊に刺されてかゆみを感じていることに気づき、マインドフルネスな状態で客観視する。さらに掻けば掻くほどかゆみの成分がでてきて、余計かゆくなることを知っていれば意図的に掻かないという選択も可能です。かゆみ止めの軟膏を塗ることもできますね。

**このとき、軟膏を塗る行為は意図的な行為です。**そして掻くことをやめて意図的に軟膏を塗るとき、あなたはマインドフルネスの扉の前に立っています。

ただ意図的であることとマインドフルネスは同じではありません。なぜならマインドフルネスとは「今、ここ」の現実にリアルタイムかつ客観的に気づいていることだからです。つまり気づくまでがマインドフルネスな状態で、マインドフルネスとなったから意図的な行為が可能であるといえます。

かゆみに対して対処するような、意図的な行為のその瞬間は自動操縦モードではなくマインドフルネスな状態である可能性が高いのです。**かゆみに気づき、意図的に薬を塗ることをとおして、マインドフルネスになれる可能性がありま す。**同様にどんな行為をする場合であっても、**意図的に何かをすることはマインドフルネスのエクササイズになる**ということです。

エクササイズのつもりでなくても、意図的な行為はマインドフルネスを強化する効果があります。逆に、ヨガや瞑想なども無自覚・無意識なままの自動操縦モードでやるならばマインドフルネスのエクササイズとしてはあまり効果がないのです。

## 2 宣言すること

「宣言すること」とはさきほどの「意図的であること」と関連があります。**軟膏を塗るときに「今から軟膏を塗る」と宣言することで、自分の意志でかゆみに気づき、軟膏を塗るという行為までをより意識的に行えます。**その意味では「宣言すること」をお勧めしているエクササイズがいくつかあります。

無意識のうちに腕を掻いていることに気づき、「軟膏を塗るぞ」と宣言して薬を塗ることであなたのマインドフルネス能力は向上します。

1　宣言する
2　意図的に行動する

さらに「この後もマインドフルネスのまま過ごす」と宣言してエクササイズを終了することを意識していきましょう。

## 「意図的な行為」とは

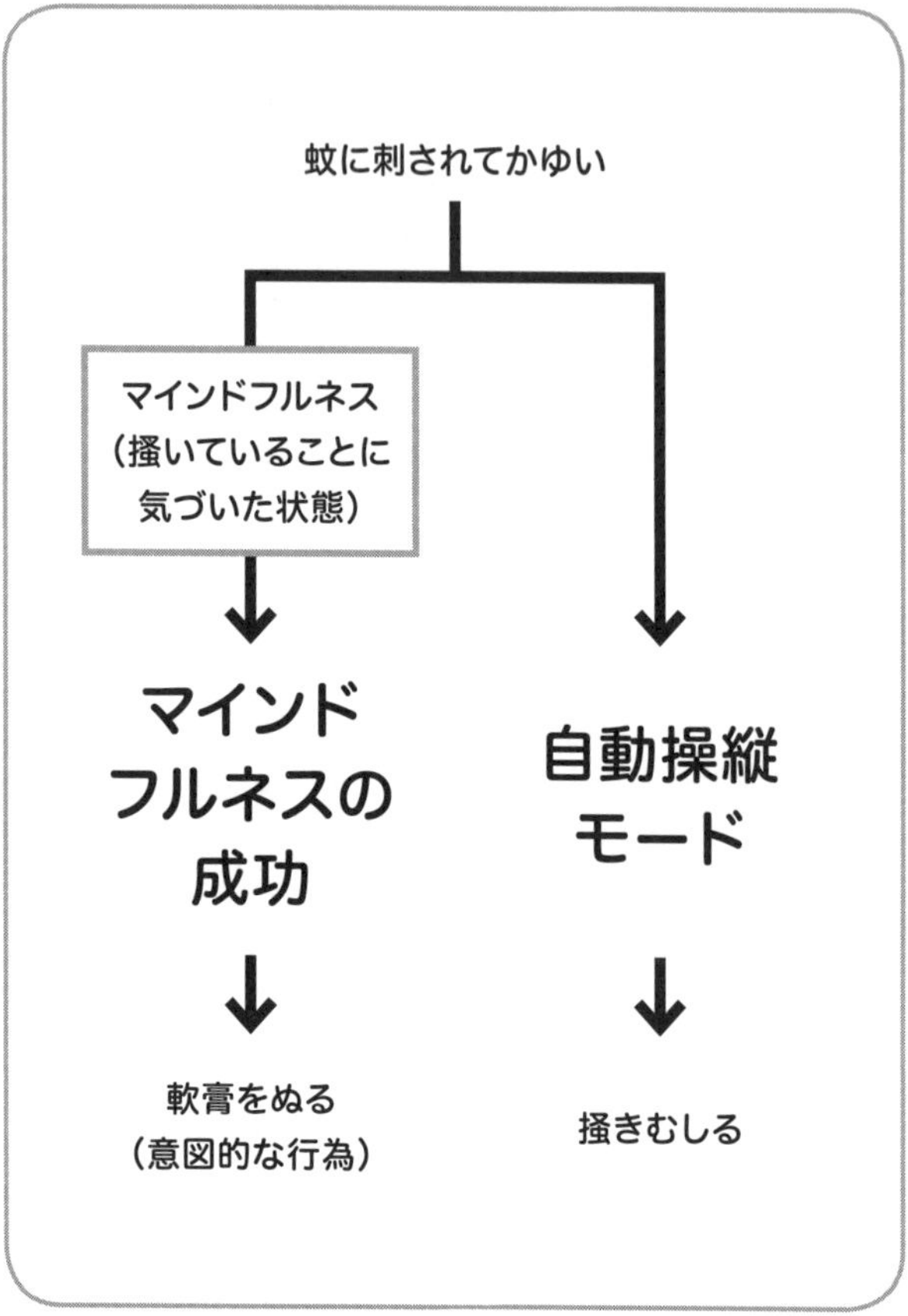
蚊に刺されてかゆい
マインドフルネス（掻いていることに気づいた状態）
マインドフルネスの成功
自動操縦モード
軟膏をぬる（意図的な行為）
掻きむしる

## 「宣言すること」とは

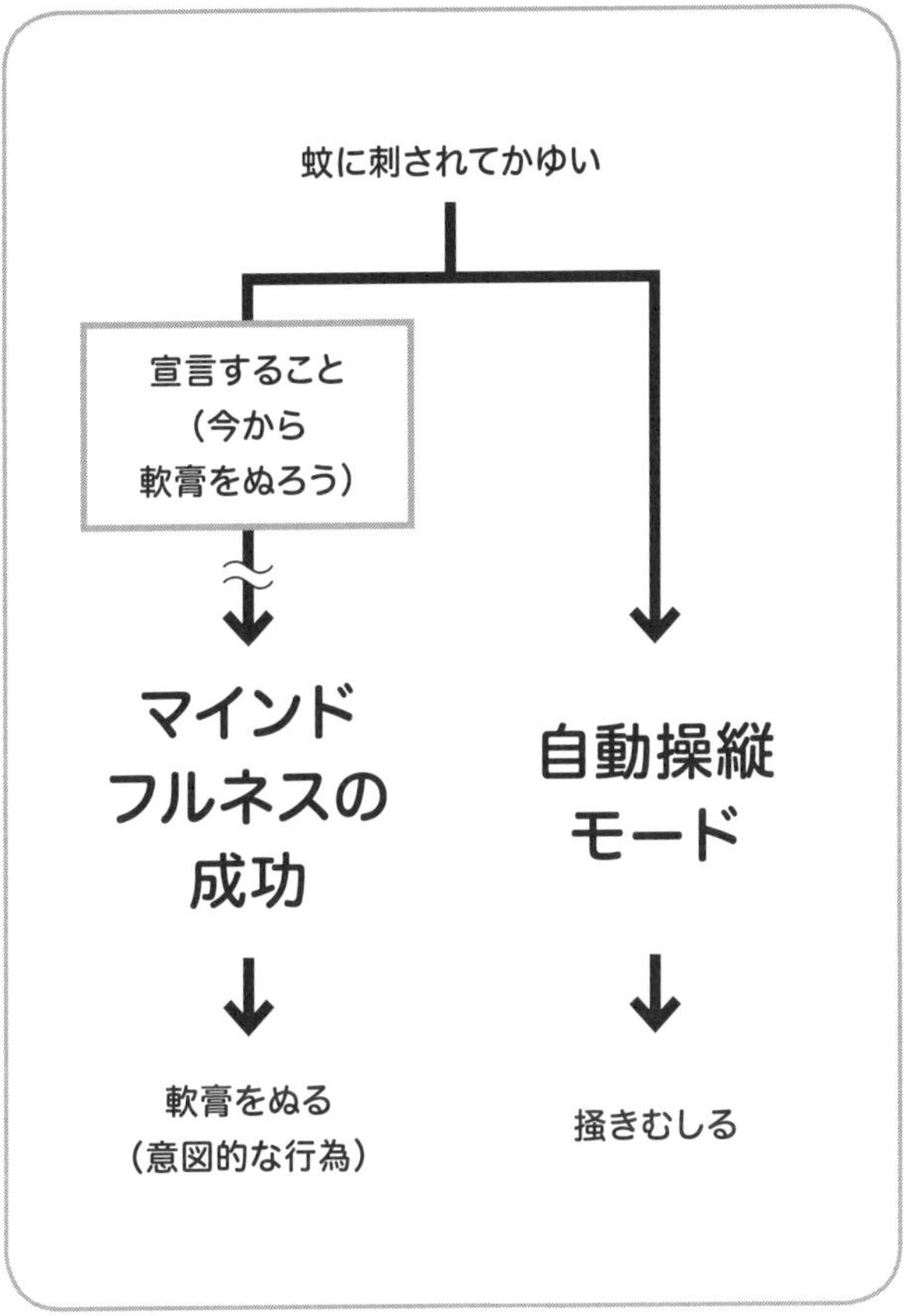
蚊に刺されてかゆい
宣言すること
（今から
軟膏をぬろう）
マインド
フルネスの
成功
自動操縦
モード
軟膏をぬる
（意図的な行為）
掻きむしる

ネガティブなことであれ、ポジティブなことであれ、宣言したことに注意がそそがれ、やがて実現に向かうのが潜在意識の法則です。せっかくマインドフルネスとなった状態で宣言するなら、ポジティブな宣言のほうがいいですね。**マインドフルネスな状態で肯定的な宣言をすることで、よりよい現実にしてしまうのです。**

## 3 アファメーション

マインドフルネスはあるがままの現実を感じることです。マインドフルネスの状態のとき、ネガティブもポジティブもなければ、肯定的も否定的も関係ありません。しかし、せっかく現実化するなら肯定的なほうがいいのではありませんか?

アファメーションとは肯定的な自己宣言です。理想の自分を思い描き、すでにその理想がかなったと宣言することで夢や目標、そして理想を実現するパワフルなツールです。たとえば現実はどうあれ「私は幸せです」と宣言するとき、潜在意識には「私は幸せです」という自分のセリフが一回暗示されます。そして幸せである自分が現実化に向けて動き始めます。

もちろん、それがそのまま現実化するほど簡単なことではありません。「そうはいっても、現に不幸せなんだよな……」という疑いの心が芽生えてしまえばアファメーションの効果を相殺するでしょう。

そんな疑いの心をマインドフルネスな状態、つまり客観的な目で観ます。**疑いの心を手放し建設的で前向きな行為へとつないでいく**のです。

# マインドフルネスな日記を始めよう

最近ではブログやツイッターなどで自分の体験を簡単に書き込むことができます。そのなかで自分のつらい体験やネガティブな想いを日記として書き込んでいることも少なくないでしょう。

**毎日綴る日記やツイッターなどの書き込みは心を癒してくれるでしょうか。**

感情は思考の結果です。過去の嫌な記憶を思い出せば、そのときの嫌な感情がよみがえります。日記などに書き込めば、当然嫌な場面をもう一度考えて嫌な感情を味わうことになります。

書けばスッキリすることもありますが、たった一度の嫌な体験なはずなのに、思い出すたびに何度も嫌な気持ちになることも考えられますね。マインドフルネスではない状態、つまり**客観視を欠いた状態で嫌な体験を思い出せば、再体**

**験される嫌な想いにどっぷりとつかってしまい、傷の上塗りになってしまう危険性がある**のです。

一方でカウンセリングや体験のシェアをするような自助会での振り返りはなぜ癒しの効果があるのでしょう。それはカウンセラーやシェアグループの仲間が傾聴してくれるからです。傾聴されることによって自分の体験を客観視することができ、あんなにもつらかった思い出から解放されるのです。

マインドフルネスもまた自分の心の声を自分自身で傾聴していくことです。マインドフルネスの状態で自分の体験を思い出して客観視するとき、ネガティブな感情に巻き込まれずにすみます。

つまり**マインドフルネスの状態であれば、自分のつらい体験やそのときの感情を書くことはとても効果的である**のです。

さらにもう一つの効果があります。**書くことによって自分がどのような状況でネガティブになってしまうのかのパターンがわかってきます。**すると、次に同じようなパターンでネガティブになったときに「これはいつものパターンだ」と気づきやすくなるのです。つまりマインドフルネスになりやすくなるということです。

マインドフルネスの状態で日記やブログに書くことはおすすめです。ただし、書いている最中によけいつらくなってくるのであればマインドフルネスがとぎれて自動操縦モードになっている可能性があります。その時はいったん中断して（棚上げして）マインドフルネスを取り戻してください。

# 読書や映画鑑賞が毒になるとき

「マインドフルネスとは集中力のことですか」

よく聞かれる質問です。結論から言うと、**集中することとマインドフルネスは別のこと**です。集中していてもマインドフルネスではないことがあります。

マインドフルネスとは「今、ここ」の現実にリアルタイムかつ客観的に気づいていることです。たとえばどんなに集中して本を読んでいても「自分が本を読んでいる」ことに気づいていなければマインドフルネスではありません。面白いので夢中になっていたらいつの間にか外が真っ暗になっていたという体験はきっと皆さんにもあると思います。

面白いストーリーに入り込んで楽しんでいる時には「今、ここ」での気づきはおそらくないでしょう。この場合の「今、ここ」での気づきとは「自分は本

## マインドフルネスと集中

| | マインドフルネス | マインドレスネス<br>＝自動操縦モード |
|---|---|---|
| 集中あり | 「今、ここ」の現実に気づいている<br>例<br>● 本を読んでいる自分に気づいている | 集中し没頭している<br>例<br>● 読書・勉強・テレビなどで時間が過ぎる |
| 集中なし | 集中力がないと気づいている<br>例<br>● 勉強がはかどらないことに気づいている | ぼんやりして心ここにあらず<br>例<br>● ずっとくよくよと悩む |

を読んでいる」ということです。面白い本に没頭している最中でも時々は「自分が本を読んでいる」とふと気づく瞬間があるでしょう。その瞬間はマインドフルネスです。

逆に**まったく集中できないとしても「自分が集中力を欠いている」という気づきがあればそれはマインドフルネス**の可能性が高いです。

では集中していることとマインドフルネスであること、どちらがいいのでしょう。それはケースバイケースです。

たとえば、**暗記・計算・読書・勉強などは一つのことに集中する作業です**。この場合はマインドフルネスによる「今、ここ」の気づきは能率を下げてしまう可能性もあるでしょう。作業に集中することでよりよい結果を出します。

作業とは別に、**我を忘れてのめり込んだほうが効果的なケースもあります。**テレビ・映画・音楽などでは、「今、ここ」の気づきを忘れて映像や音、それに反応して出てくる自分のイマジネーションなどに没頭したほうが効果は高いでしょう。

ただしこの場合は注意が必要です。没頭しているときというのは集中しているけれどマインドフルネスではない状態です。その状態だと映像・音などの刺激に大きく影響を受けます。悲しい映画を見ていると悲しい気持ちになり、暴力的な映像を見ていれば自分も攻撃的になったり、災害の映像をくり返し見ることで恐怖心にとらわれたりするのです。東日本大震災の時もくり返し放送された災害映像を見てメンタル不調をきたした人が多かったですね。

集中とマインドフルネスは別の概念です。暗記や勉強など集中して取り組んだほうがよいことはあります。**映画鑑賞などのめり込んで楽しみたいときを除いては、マインドフルネスな状態で過ごしていることが望ましい**といえます。

# 肥満は自動操縦モードのせい

特殊な病気（ホルモンの病気など）を除けば、肥満の原因は摂取カロリーが消費カロリーを超えていることです。つまり、必要以上に食べすぎてしまったのが肥満の原因です。では、なぜ食べ過ぎてしまうのでしょうか。マインドフルネスと関連して4つの原因がありそうです。

## 1 早食い

太っている人は概して食べるのが速いです。あまり噛んでいません。柔らかいものは2~3回噛んですぐにのみこんでしまいます。めん類は噛まないでツルツルのみこんでしまう人も多いのではないでしょうか。

食べ始めてから血糖値が上がるまで15分ほど時間がかかります。血糖値がピークになるにはさらに時間がかかり30〜60分ほど必要です。**ところが早食いの人は15分以内に食べ終わってしまいます。**その結果、血糖値が上がって満腹感が出る前に必要以上に胃袋に詰め込んでしまうのです。

急激に血糖値が上がると、膵臓からのインスリン分泌も急激に上昇します。するとふたたび血糖値が下がり、空腹を感じます。その結果、乱高下する血糖値に翻弄されてふたたび食べてしまうのです。インスリンの過剰分泌は糖尿病、高血圧、動脈硬化、内臓脂肪蓄積などさまざまな悪影響を及ぼします。

## 2 小腹食い

小腹がすいただけで間食をしていると、本当におなかがすく前に食べる習慣がついてしまいます。

**甘いものはドーパミンを放出して食欲を増進してしまいます。**その結果、少しだけ間食をしようと思っても、止まらなくなってしまうのです。ドーパミンの放出は快感を生じます。これでますます間食が癖になってやめられなくなるのです。

## ③ ながら食い

食事のときにテレビや新聞、スマホのチェックなどしていませんか。「今、ここ」に集中していない自動操縦モードで食べていると身体の声を聴くことができません。おなか一杯でも気づきません。**「○○しながら」食べていると、その結果食べ過ぎてしまいます。**腹八分に食べるなんてとても無理ですね。

## ④ ストレス食い

ストレスは肥満の原因になります。食べるとドーパミンが放出されます。すなわち、食べることは快感なのです。するとストレスを一時的に緩和します。**食べることでストレスを緩和していると、ストレスがかかるたびに食べるという習慣がついてしまいます。**

早食い、小腹食い、ながら食い、ストレス食いなど、そのどれもが食べることに無意識的といえます。つまりマインドフルネスがここでもカギになります。食べ過ぎてしまう原因は自動操縦モードで食べることと関係があります。

マインドフルネスとは「今、ここ」に集中することです。その結果、心をこめて身体と心の声を聴くのです。マインドフルネスに食べるということは「食べるときは食べることに集中し、身体の声を聴きながら食べる」という食べ方であり、ぜひ実践してほしい食べ方なのです。同じながらでも、3の「ながら食い」とはまったく違うのです。

**「身体の声を聴きながら、心を込めて、味わって、楽しみながら、ゆっくり食べること（＝マインドフルネスに食べること）」は腹八分を自然に達成します。**だから理想の体重になるのです。加えてこれにはストレス解消効果もあります。なぜならよく嚙むことでセロトニン分泌効果もあるからです。まさにこの食べ方こそがマインドフルネスダイエットといえるのです。

ではいよいよマインドフルネスダイエットの具体的な方法について解説していきます。

# ダイエットもマインドフルネス

## 1 身体の声を聴こう

そもそもホントにおなかがすいているのでしょうか。小腹がすいているだけではありませんか。小腹がすいているときに食べるかどうかで勝負が決まります。誘惑に負けて1回食べるごとに、間食が習慣になってしまいます。いつしか無意識のうちにおやつに手を伸ばすようになります。

ふと我に返るとお菓子を手にしていたなら、それはチャンスです。ふと我に返ったならその瞬間はマインドフルネスな状態なのです。

**マインドフルネスなまま身体の声を聴きましょう。**本当におなかがすいているのでしょうか。小腹がすいているだけではないでしょうか。もしかしたら、小腹さえすいていないかもしれませんね。そんなとき心の声をマインドフルネ

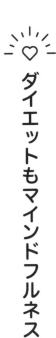

スな状態で聴いてみましょう。

ここで私のマインドフルネス体験でみなさんも追体験してみてください。

私は講演のためのパワーポイントデータをつくっていました。資料を印刷したあと書籍の原稿を書き、明日配信のメルマガを仕上げ、質問に答えてFAQのページを充実させ、TODOリストをまた一つ消していきます。朝からたくさん仕事ができた日はとても充実しています。

ところが朝から気分がのらないときもあります。ワードを開いてもなかなか文章がわいてこない。やらなきゃいけないこともたくさんあるのに、と気持ちが焦って仕事が手につきません。**苛立ちを感じます。苛立ちはなかなか消えてくれません。**

なかなか書き進まず、1行書いてはコーヒーを淹れ、1ページ書いてはおやつを探して冷蔵庫を覗いています。ダイエットについての原稿を書きながらメタボ体型になっていたらシャレになりません。

**そこで身体の声をよく聴いてみました。**するとおなかがすいているわけではないことに気づきます。おやつなんかを食べていないで原稿を書かなければいけません。おなかもすいていないのになぜ食べたくなるのでしょうか。

この場合、仕事に没頭するところで自動操縦モードとなっていました。悪いことに仕事が波に乗らないとどんどんネガティブ思考にとらわれ、「できない自分はダメ」という心の隙間を埋めるために頑張ります。しかし思うようにいかず、また苛立ちが募ります。**仕事ができないことで溜まっていく苛立ちの矛先が食欲となっていたのです。**

しかし今、私は「『仕事ができない自分』を否定している」ことに気づきました。あとは10秒マインドフルネスです。この感情に「罪悪感」と名前をつけます。「私が感じているのは罪悪感だ」と実況するのです。

こうして明らかにされたものはパワーを失います。罪悪感は陽光に照らされた雪のように、やがて溶けていきました。

心が穏やかになったことを確認し、ほっと一息つきました。そこでまた原稿に向かいます。今度はマインドフルネスな状態です。さっきまでの異常な食欲はおさまりました。心の隙間を埋めるための作業ではなくなり、**苛立ちやそのために食べようとしていたエネルギーをやりたい仕事に昇華することができる**

のです。

## 2 心の声を聴こう

たいしておなかがすいていないのになぜか食べたくなる。そんなときもマインドフルネスな状態で心の声を聴きましょう。

「今、ここ」でどんな感情を抱えているでしょうか。焦り、悲しみ、寂しさ、苛立ち、空虚感、嫉妬……。

何かを食べたいと思ったときに、あなたがマインドフルネスに心の声を聴いて、焦りや悲しみなどのネガティブ感情を感じていないならば、どうぞ「それ」を食べてください。もしもストレスを感じたのであれば、心の隙間を食べることで満たそうとしているのかもしれません。一時しのぎとしては有効ですが、根本的な解決にはなりません。**自動操縦モードでネガティブ感情に陥り、満たされない心を食べることで癒しているとネガティブ感情の元がどんどん大きくなってしまいます。**

しかしマインドフルネスを保ったままあるがままの感情を味わうと、本当の癒しが得られ、問題は解決に向かいます。

マインドフルネスの状態であるがままの感情を観ていたのにどんどんつらさが増してきたという人がいます。それはマインドフルネスの状態で観ているつもりでもいつの間にか自動操縦モードに戻っているのです。もう一度あるがままの感情を否定せず、観察しましょう。

「今、自分が感じていたのは怒りだ（あるいは悲しみ、不安、後悔……）」

**このように感情に名前をつけ実況中継することでマインドフルネスを強化できます。**

## 3 味わって食べよう

食べ方の問題もダイエットには不可欠な話です。さきほども述べたとおり、早食いはダイエットの敵です。食べたもので血糖値が上がる前に次から次へと食べてしまうと満腹と感じるよりもさきに過剰に食べることになるからです。

ではゆっくり食べればダイエットにいいのかというと、そのとおりです。

「よく嚙んで食べましょう」と言われています。一口30回嚙みましょうとも言われます。試してみるとたしかに時間はかかります。結果としてゆっくり食べることになります。しかし食べていて楽しくないですね。

たとえば嚙む回数を一口30回と決めると、回数をカウントすることに気を取られてせっかくの料理の味をしっかりと味わうことがお留守になってしまいます。テレビを見ながら、回数だけカウントして飲み込む。当然これは自動操縦モードであり、マインドフルネスな状態ではありません。

**マインドフルネスに食べるとはその素材を味わうこと**です。口の中のごちそうを味わうことに集中したほうがマインドフルネスに鍛える効果があり、またゆっくり食べることにもつながりダイエット効果にもなる。一石二鳥なのです。

食べてマインドフルネスを鍛えるエクササイズは第2章でも記述していますので、ご参考にしていただければと思います。

## ゴルフは「今、ここ」で結果を出す

スポーツにおいて勝利を妨げる最大の原因はライバルではなく自分の心です。たとえばゴルフです。勝利目前のパッティング。これを決めたら優勝という場面。目の前のカップからボールが外れてしまったらどうしようと不安にとらわれたままでボールを打てば、カップインしない可能性が高くなるでしょう。

目の前にゴールとなる小さな穴があります。そこにめがけてショットを打つとき「ボールがルートをそれてしまうのでは？」と不安になるのが当たり前です。そして不安になってしまったなら、不安になったことがあるがままの自分なのです。ここを否定してもうまくいきません。

**「絶対にここで決める」と力めば力むほど、余計な力が入って芝生のカップへのラインとは別のルートに乗ってしまったり、力み過ぎればカップを通り過ぎて向こう側のバンカーに落としてしまったりします。**

そんなときは、「自分は不安にとらわれている」と実況し、「不安なんだね」と自らの心の声を傾聴するようにするとよいでしょう。マインドフルネスで自分の心の声を聴き、傾聴することで不安を客観視するとき、一歩引いた視点から観ることができて冷静になった自分を感じます。そこからカップに向けて一直線に転がっていくボールをイメージできれば成功の可能性が一段と上がるのです。

元ラグビー日本代表の大畑大介さん。最近はラジオのパーソナリティとしても活躍されています。大畑さんがラジオで視聴者の方からの「タックルが怖い」という質問に対してこのようなことを答えていました。

**「タックルは怖い。しかし怖がって縮こまると怪我をする。だから思い切ってタックルをする。怖さを力に変えてタックルをする」**

怖がったままで行動すると怪我をします。緊張して余計な力が入るとパフォーマンスが低下するからです。しかし大畑さんのように怖さを力に変えることは簡単なことではありませんよね。ではどうしたらいいでしょうか。やはり闇雲に「怖くない」と言い聞かせても心は言うことを聞いてくれないでしょう。

そんなときもマインドフルネスは力を発揮します。「自分は怖がっている」とあるがままの自分を実況できれば、一歩引いた視点から自分を観ることができて恐怖は軽減します。大畑さんがマインドフルネスを知っていたかどうかはわかりませんが、怖さを力に変えるとき、一瞬マインドフルネスの状態になったのではないでしょうか。

武道もまた例外ではありません。弓道では早気（はやけ）という言葉があります。矢を引き絞る前に射てしまうことを指す言葉です。絶対に当てたい欲が強ければ同時に不安や焦りが生じてしまいます。すると満を持して矢を放つことができず、早気となってしまうのです。

そんなとき、「無心になろう」とすることは困難です。むしろ考えないようにすればするほど、ネガティブな想いにとらわれてしまいます。

ではマインドフルネスならどうでしょう。「今、ここ」の「自分は欲にとらわれて不安になっている」という現実をリアルタイムかつ客観的に気づいている状態がこの場合のマインドフルネスです。**一歩引いた視点から自分を俯瞰できたとき、不安や恐れ、焦りなどのネガティブ感情を手放して最高のパフォーマンスを発揮できるでしょう。**

これはゴルフやラグビーのスポーツ、弓道のような武道だけに限らないものです。そして、仕事やあらゆる活動においてもマインドフルネスはその威力を発揮するでしょう。

## 人に会う時の緊急用マインドフルネス

- 仕事を押しつけられた
- 頑張って断ったのに押し切られた
- 意見を無視された
- 怒鳴られた

過去の嫌な記憶がよみがえってきました。

そんなときにポジティブに考えることは難しいでしょう。どうしても嫌な過去の記憶に引きずられてしまうのはあなたが自動操縦モードのままだからです。

まずはマインドフルネスの状態になっておくことが望まれます。

**今からその人に会いに行くとわかっているのならマインドフルネスのままでいられる準備ができます。**

瞑想の時にこれから会う人との過去の嫌な記憶がでたなら、リアルタイムの感情に「恨み」や「嫌い」と名前をつけて「思い出して嫌な気分を引きずっている」「嫌なやつだと思っている」などと実況しておきます。すると自分を俯瞰して見ることができます。視点をさらに遠くしてイメージの画像を小さくして、さらにモノクロにしてみると客観視することにも役に立ちます。客観視できるといくぶん気が楽になります。

すると今までとは違ったものの見方ができてきます。マインドフルネスな状態で客観視するとき、過去のしがらみから解き放たれて自由な視点に立っているからです。

今までなら、「どうせ今度もひどい目に遭う」「批判されるに違いない」「きっと意見を押しつけられるだろう」「断れない」としか考えられなかったあなたが、過去の感情から多少なりとも解放されると、「今日はいい関係でいられるかもしれない」「当たって砕けろだ」と**少しポジティブに考えられている自分に気づきます。**

## 自分がどんな状況かを確認する

十分に準備していても、苦手なあの人に会った瞬間に嫌な記憶がよみがえって自動操縦モードに引き戻されるかもしれません。今までの思考や行動のパターンは潜在意識にしみこんでいますから、それを防ぐための方法も考えておきましょう。

マインドフルネスとは「今、ここ」の現実にリアルタイムかつ客観的に気づいていることです。「今、ここ」の現実にリアルタイムかつ客観的に気づくことでマインドフルネスになれます。**だからあの人との過去の嫌な記憶に引きこまれる前に「今、ここ」の現実にリアルタイムかつ客観的に気づくのです。**その方法はいくつかあります。

- 自分の立っているときの重心が足の裏のどこにあるか確認しておく
- 自分の肩の力が抜けていることを確認しておく

●自分が呼吸していることを確認しておく

第2章で紹介したエクササイズですね。こんな風に緊張したときにできるマインドフルネスを持っておきます。緊張すると呼吸が止まりがちなので注意しましょう。

同じ要領で苦手な人の前に立ったとき、緊張して頭が真っ白になってしまいました。あなたは何ができるでしょうか?

●あの人のネクタイの色を確認する

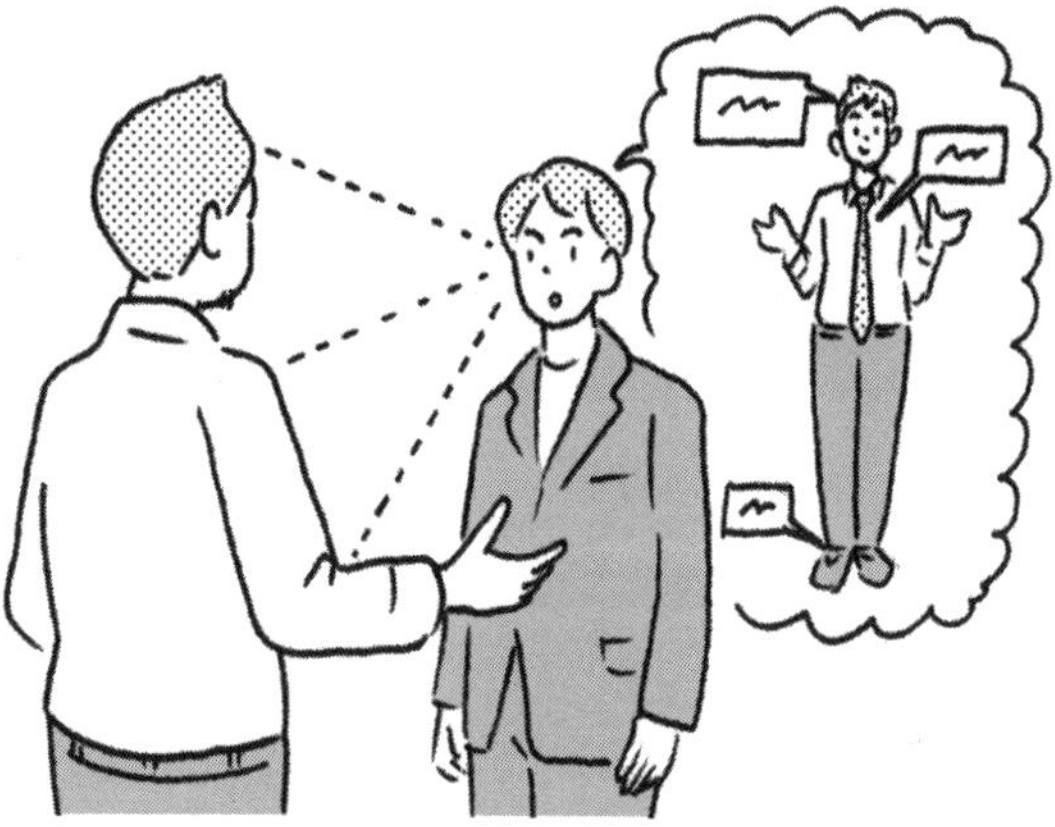

- あの人の靴の色を確認する
- あの人の髪がどちらから分かれているか確認する

たくさんだと混乱しますから自分について、**あの人について、一つずつ決めておくとよいでしょう。**

「今、自分の肩の力が抜けているぞ」「あの人のネクタイは青だ」となれば、このときマインドフルネスになっているのです。

「このマインドフルネスの状態のまま話をする」と心の中で宣言して、会話を始めましょう。ややこしそうですが、慣れてきたら1〜2秒でできます。その1〜2秒のマインドフルネスな状態を保って会話ができるようになれば、その場で混乱することもありません。

ときには過去のパターンがよみがえり、押しつけられた記憶がよみがえってきます。そんなときに「嫌な気分」と名前をつけて「いつものパターンに戻った」「断れない自分に気づいた」などと実況できれば、マインドフルネスな状態に戻れます。自動操縦モードのままで終わってしまい、**後で気づいて自己嫌**

**悪したとしても「自分が嫌になったんだね」と傾聴できればネガティブ思考の連鎖を食い止めることができるでしょう。**

自分がマインドフルネスの状態を保っていると相手も穏やかな気持ちになって今までとは違った関係になる可能性もあります。そのとき過去の記憶に振り回されることなく、あなたとあの人の新しい人間関係を構築するチャンスが生まれます。

# マインドフルネスで自分自身が相談相手になる

ある意味、一人きりで10秒マインドフルネスをすることやもっと長い時間の瞑想をすることは簡単です。他人の邪魔が入らないからです。たとえ雑念が入ってマインドフルネスが途切れたとしても、自分の意志で雑念を棚上げして瞑想に戻り、マインドフルネスになることは可能です。

ところが他の人と会話しているときは常にストレスにさらされます。相手の言葉や行動、しぐさに刺激されてすぐに感情の渦に巻き込まれます。ましてや苦手な人ならばすぐにマインドフルネスを失って自動操縦モードに陥るでしょう。

**どんなときでもマインドフルネスを失わず、冷静でいられたらどんなにすばらしいことか。**人間関係に起因するトラブルのほとんどは無くなるといっても過言ではないでしょう。極論すればマインドフルネスのエクササイズは、他人と一緒にいるときにマインドフルネスなまま、悩み苦しみを無くし、願いをかなえ、幸せに生きるための基礎練習だと言えるでしょう。

悩んでいるときに何よりもありがたいのは傾聴してくれる人がいることです。あなたが傾聴することであなたの大切な人は自己肯定感を強化して幸せに生きることができるでしょう。

では、あなたの話を誰が傾聴してくれるのでしょうか。あなたの自己肯定感を強化してくれる人はいつでもいるでしょうか。もしもパートナーや親、兄弟、親友、カウンセラーなどあなたのまわりに傾聴してくれる人がいるならばとても幸せです。

しかし傾聴してくれる人がいない人はどうすればいいでしょうか。パートナーや親、兄弟、親友、カウンセラー以上にあなたのことを理解してくれる人がいます。その人はもっと親身になって傾聴してくれます。**それはあなた自身です。**

マインドフルネスの状態で自分自身の心の声を聴いて、感情に名前をつけ実況中継する。ときには親しい友人の話を聴くように心の中でオウム返しのように声をかけてみましょう。

「つらかったんだね」「悲しかったんだね」「イライラしちゃったんだね」と感情に名前をつけ自分を実況するとき、自分を客観視して一歩引いた視点に立つことができます。その結果、ほっと一息ついてネガティブな感情を手放してもっと自由に考えることができるようになります。

**傾聴によって理解してもらえたあなたの心は、聴いてくれたあなた自身を好きになります。傷ついた自己肯定感が回復するとき幸せの扉が開くのです。**

## 祈りがマインドフルネスを強化する

いつも無理なお願いを押しつけられ、あるときは批判され、けなされていると思っていますか？　そんな「あの人」にいつか見返してやりたいと思っていませんか。いつも言い返し反論して、はっきりとノーと言っている自分を想像していませんか。

何度も言うように、それは自動操縦モードでネガティブ思考にとらわれているのです。マインドフルネスでニュートラルな状態になればポジティブな思考も可能です。いまこそ、反撃のチャンスです。

反撃といっても**「自分とあの人の幸せを祈る」というもの**です。「なぜあの人の幸せを祈らなくてはならないのか」という声が聞こえてきそうですね。

「自分が負けてあの人が勝つ（Lose-Win）」関係と「自分が勝ってあの人が負

ける（Win-Lose）」関係。このような対立の構造の中からは豊かな人間関係は生まれません。目指したいのは「自分もあの人も満足する（Win-Win）」関係です。しかしネガティブ感情にわしづかみにされていてはこのように考える余地はありません。むりやりに口に出したとしても潜在意識が強く反発するでしょう。だからマインドフルネスな状態になった今こそそのチャンスなのです。

「私が幸せでありますように」
「あの人も幸せでありますように」

**まず自分の幸せを祈ります。そのあとで苦手なあの人も幸せであるように祈ります。**自分と苦手なあの人の両方が幸せであれと祈るのです。

それでも「なんであの人の幸せを祈らなくてはならないのか」という恨みや不満などの感情が出るかもしれません。そのときは最初に戻って「恨み」「不満」と感情に名前をつけて「私はあの人を恨んでいる」と実況したり「まだ許せないんだね」と自分の心の声を傾聴したりすることで、マインドフルネスを取り戻しましょう。気持ちが落ち着いてきます。

あの人を許せない自分を自己嫌悪してしまってても同じことです。**自己嫌悪はとても破壊的な影響を及ぼします。**そのときもリアルタイムの感情を「自己嫌悪」と名づけて「自分を許せなかった」と実況しましょう。「自分を許せないんだね」と傾聴してあげても効果があります。

なお、自分と相手のために祈ることは「慈悲の瞑想」というとてもパワフルな手法の一部です。全文を掲載しておきますので参考にしてください。

## 慈悲の瞑想

私が幸せでありますように
私の悩み苦しみがなくなりますように
私の願いごとが叶えられますように
私に悟りの光が現れますように

※私が幸せでありますように（3回）

私の親しい人々が幸せでありますように
私の親しい人々の悩み苦しみがなくなりますように
私の親しい人々の願いごとが叶えられますように
私の親しい人々にも悟りの光が現れますように

※私の親しい人々が幸せでありますように（3回）

生きとし生けるものが幸せでありますように
生きとし生けるものの悩み苦しみがなくなりますように
生きとし生けるものの願いごとが叶えられますように
生きとし生けるものにも悟りの光が現れますように

※生きとし生けるものが幸せでありますように（3回）

私の嫌いな人々も幸せでありますように
私の嫌いな人々の悩み苦しみがなくなりますように
私の嫌いな人々の願いごとが叶えられますように
私の嫌いな人々にも悟りの光が現れますように

私を嫌っている人々も幸せでありますように

私を嫌っている人々の悩み苦しみがなくなりますように
私を嫌っている人々の願いごとが叶えられますように
私を嫌っている人々にも悟りの光が現れますように

※生きとし生けるものが幸せでありますように（3回）

**慈悲の瞑想はまず自分の幸せから祈ります。**長い時間の瞑想を行う前に、マインドフルネスの状態で心をこめて慈悲の瞑想を唱えるとより効果的です。時間がないときはショートバージョンがお勧めです。

「私が幸せでありますように
生きとし生けるものが幸せでありますように」

さらに、今から苦手な人と会うときには以下になります。

「私が幸せでありますように
あの人も幸せでありますように」

厳密にいうと**慈悲の瞑想はマインドフルネスのエクササイズではありません。**しかし心をマインドフルネスの状態に導く効果があるため、そのエクササイズと併用されることが多いのです。

マインドフルネスとなったとき、他者への慈しみの気持ちを持ちやすくなります。それは憎しみや恨みを手放すことができるからです。逆に慈しみの気持ちを持っていると、よりマインドフルネスな状態になりやすくなるのです。

# 挑戦をあきらめない

なかなか片づけられない人っていると思います。片づけが苦手な人が雑然とした部屋や台所を見て最初に思うことはおそらく「これを全部片づけるのは大変」「めんどう」という気持ちでしょう。まずはここを客観視します。

まずは「片づけるのは大変だ」と実況し、「無理とあきらめている」と自分の心を傾聴してみます。マインドフルネスの状態で自分を客観視します。不安や倦怠感、執着心などの気持ちを一歩引いた視点から観るとき、ネガティブな想いに距離を置いて冷静になれるでしょう。すると、「一気に片づけるのは無理かもしれないけど、できるところからやってみようか」という気持ちが芽生えてきます。

ここからはマインドフルネスとは別に工夫が必要になります。部屋全体は無理でもこのテーブルの上、もっといえば目の前の一角だけ、とミニマムに片づけに着手していくのです。コツは**「やろうと思えばできるけれど、まだやっていないこと」を一つだけ実行すること**です。たとえばそれが目の前にある一つのゴミをゴミ箱に入れるだけかもしれません。それでもいいのです。

ゴミ一つ捨てるだけでも、実際に身体を動かして行動したという事実が大きいのです。0はいつまでも0ですが0と1の間にはものすごく大きな差があるのです。

**実際に身体を使ってゴミを捨てたことを通して潜在意識には「自分はできることはやる人間だ」という暗示が入ります。**その時点でまた「今はまだやっていないけどできそうなことがあるか」と探してみます。見つかれば時間を置かずに実行します。たとえばペン立てにペンを戻しました。

散らかった部屋全体に比べたら微々たる変化です。しかしあなたはゴミを一つゴミ箱に入れて、ペン立てにペンを立てました。たったそれだけですが、潜在意識には「自分にはできることがある」というパワフルなメッセージになるのです。

するとだんだんと心が前向きになってきます。実際の断捨離のテクニックを使って効率的に片づけていくのはそれからです。

## 何事も遅すぎることはない

**「私はこれまでのことで数多くの後悔があり、やり残したことがあります。しかし今さら新しいことをするにも手遅れのような気がします」**

質問された方は高齢者なのかもしれませんし、意外と若い方なのかもしれません。ただ、一つ言えることはマインドフルネスのエクササイズに関しては若くて強靭な体力は必要ないということです。

呼吸によって動く胸やおなかの様子を感じることができて、「膨らみ」「へこみ」と実況し、雑念が発生したら棚上げして呼吸に注目を戻していく。呼吸していることに気づければ、年をとって身体を悪くしていたとしても、マインドフルネスのエクササイズは可能です。老若男女を問わず誰でもできます。

それよりも問題は、「どうせ手遅れだろう」「自分にはできないのではないか」というあきらめや不安の気持ちです。**実はこのあきらめ、不安の気持ちこそマインドフルネスで客観視して手放していく対象です。**

「もう年だとあきらめている」

「手遅れだと思ってがっかりしている」

そう実況するときにマインドフルネスの状態で迷いの気持ちは晴れ、マインドフルネスに挑戦する気持ちがわいてくることでしょう。

**あなたが何歳であったとしても、「今、ここ」がマインドフルネスをはじめる絶好のチャンス**なのです。

## マインドフルネスと引き寄せの法則

自分に似たものを引き寄せる、それが引き寄せの法則です。

もっとわかりやすく言えば

**「いいことを考えていい気分を感じていればいいことが引き寄せられ、嫌なことを考えて嫌な気分に浸っていれば嫌なことが引き寄せられる」**


それが引き寄せの法則です。

エスター&ジェリー・ヒックスの『引き寄せの法則』が翻訳されてから日本でも大ブームになり、多くの人が引き寄せの法則を実践し始めました。

そして引き寄せの法則をうまく使えた人たちはブログで有名になり、次々と出版を果たします。まさに引き寄せの法則を実現したのです。

その反面、引き寄せの法則をうまく使えない人たち、いわゆる「引き寄せ難民」もたくさん生まれました。

「宝くじが当たるって願ったのにあたらない」、「幸せな結婚をすると考えたのに実現しない」など、**引き寄せの法則がうまくいく人、うまくいかない人が生まれたわけです。ではこの方たちの差は何なのでしょうか。**

引き寄せの法則によく似た考えは昔からありました。ナポレオン・ヒルの『思考は現実化する』はとても有名ですね。

たとえば、かっこいいスポーツカーがほしいと願ったとします。

「真っ赤なスポーツカーがほしい」、「スポーツカー、早くきてほしい」と日々考えます。しかし願ったからといってすぐに現実化するわけでもありません。そのうち迷いの心が生じます。

「やっぱり考えたくらいで現実化するなんて甘かったのかも」、「そもそも買えないし、自分にこんなかっこいいスポーツカーなんて似合わないよ」など、迷いに支配され始めます。かくしてスポーツカーは現実化しませんでした。

望んでいる現実は「かっこいいスポーツカーを手に入れること」です。しかし現実化しているのは「スポーツカーは無理だろうな」というあきらめの気持ちや「値段的に買えないかもしれない」という心配であり不安なのです。

ここからわかるとおり、**現実化しているのは単なる思考ではなく、強い感情をともなった思考**です。ポジティブな感情を感じていればポジティブな結果が現実化しますし、ネガティブな感情ならば現実化するのはネガティブな結果なわけです。

そうであるなら、だれしもポジティブ思考し、ポジティブ感情だけ感じるようにしようと思うのではないでしょうか。そうすればポジティブな結果が現実化するのですから。

ただ「今後はネガティブなことを考えず、ポジティブなことだけ考える」と張り切ってもそんなことができるはずはありません。ついついネガティブなことを考えてネガティブな感情を感じてしまうはずです。そして現実化するのはネガティブなことだけ、という結果に終わる人が多いのです。それが「引き寄せ難民」を生む原因なのです。

## 「引き寄せ難民」を救うマインドフルネス

自分に似たものを引き寄せるのが「引き寄せの法則」ですから、具体的に欲しいものをイメージし、それを手に入れたときのワクワクをリアルに感じると、現実化する可能性が高くなります。

ところが「自分には無理だ」という迷いやあきらめの気持ちが発生してしまうと、「無理だ」が現実化してしまいます。そして引き寄せ難民となってしまうのです。

**そこで「無理だ」と考える自分に気づくことができればポジティブなワクワクした気持ちを邪魔することもないはずです。ここでマインドフルネスの出番です。**

マインドフルネスならネガティブ思考を手放すことができます。迷いやあきらめの気持ちがでたらすぐさまマインドフルネスを使ってそのネガティブな想いを手放してしまいます。そして引き寄せたい現実をふたたびイメージしてワクワクとした感情を味わうのです。

もしまた迷いやあきらめの気持ちが出てしまったら、何度でもマインドフルネスの状態となり、そのネガティブを手放して再度ワクワクをイメージします。

リアルタイムで進行していくネガティブな思考・感情・言動。それによって引き起こされる新しいネガティブな現実。このネガティブループをストップするため、どこかに「くさび」を打ちこむ必要があります。

それはどのタイミングでもいいのです。**マインドフルネスという武器を使えばいつでもどこでもそのくさびを打ちこむことができるのです。**打ちこむことでネガティブループから抜け出せるのです。

その結果、本当に望んでいる現実に焦点をあてて引き寄せることが上手になるでしょう。

最後に私が引き寄せたものをご紹介します。ぜひ自分に当てはめてみてください。以前よりブログやメルマガ、フェイスブックなどでマインドフルネスを活用して幸せになる方法を紹介してきました。いつかは「マインドフルネスについての本」を書きたいと願っていましたが、有名でもなく出版社にコネもない自分には無理かなと迷いやあきらめの気持ちが出てしまいました。

そこで**マインドフルネスを使ってその迷いやあきらめを手放し、いつかは出版するとイメージして情報発信し続けていたのです。**するとある日、2つの出版社から「本を出しませんか？」という夢のようなお誘いがありました。

こうして2012年に私の処女作『ビジネスマンのための「平常心」と「不動心」の鍛え方』、さらに翌年には『幸せオーラを引き寄せるハッピー・リズメーション』を出版。ところが当時はまだマインドフルネスという言葉はほとんど知られておらず、本のタイトルに「マインドフルネス」という言葉をつけることはできませんでした。そこでいつかはタイトルにマインドフルネスが入った本を出したいという新しい夢ができました。しかし2冊の売れ行きからか、次回作のお話がくることはありませんでした。

「やはり無理かなあ」とあきらめかけたのですが、そのネガティブな想いをマインドフルネスで客観視して手放し、「何とかなるんじゃないかな？　私の本が必要とされたらいつか出版のチャンスがくるはず」と気軽に構えていました。ふたたびワクワクとした気分になります。そのワクワクした気持ちのままに活動を続けていると、ワクワクした気分に引き寄せられたのか、本当にチャンスがめぐってきたのです。

その後は立て続けに出版することができました。1冊目と2冊目に加えて、私に神様がさらなるチャンスをくださったのでしょう。**いや、私が引き寄せたのでした。**

いかがでしたでしょうか。ぜひこれを読んだあなたもネガティブな思考や感情から抜け出しましょう。**マインドフルネスはそのくさびになり、自分の夢を信じる力とチャンスを与えてくれます。**

マインドフルネスと引き寄せの法則。これほど相性のいいものはありません。ぜひ試していただきたいです。

# おわりに

いかがでしたでしょうか。

マインドフルネスといっても難しいものではなく、たった10秒という短い時間でもできることがわかっていただけたと思います。意識的になることで瞬く間にマインドフルネスになれば、イライラや不安などの、「今、ここ」で必要のないネガティブ思考やネガティブ感情をほとんど取り除くことができるのです。そして今よりもポジティブに、自分に自信を持つことができるのです。

かくいう私も昔はとても自己肯定感が弱いほうでした。そんな私が45年前に瞑想と出会い、それから**マインドフルネス瞑想を毎日続けることで自己肯定感を強化して幸せになれた**のです。だから私が知ったマインドフルネスを通じて幸せになれる方法を皆さんにもお伝えしたいのです。

「できる自分」を演出し、他人や自分自身に印象づけるためにどんどん仕事をこなしていくことは本当に大変です。「できない自分はダメだ」と、心の隙間を埋めるようにまたがむしゃらに頑張ります。たくさんこなした仕事であればミスもあるわけですが、ただミスが見つかればまたできない自分を非難し、落ち込むことを繰り返していきます。

そんな時に**マインドフルネスになることができれば自分自身をむしばむネガティブな思考や感情はその瞬間になくなります。**「できない自分を否定している」と実況し、あるがままの自分を認めることができればその罪悪感は消えてなくなるのです。

もしかしたらあなたが抱えている悩みはもっと大変なものかもしれません。「私の問題はもっと深刻で重大なんだよ」と、もしかしたらそう言いたくなるかもしれませんね。

しかし、どんなに大きな問題があったとしても、「今、ここ」の現実にリアルタイムかつ客観的に気づく。そのことでネガティブ思考を手放し、問題を解決することができるのです。

たとえば、

- 心配事が気になって仕方がない
- イライラして集中できない
- さっきあの人を怒らせてしまったかもしれない
- あの人と会って話すのが怖い
- やることが多すぎてやる気が出ない

など、**あなたを悩ませている問題は、マインドフルネスで客観的に観れば、ポジティブに取り組める、楽しみがいのあるものに変貌する可能性を秘めています。**

ぜひマインドフルネスをあなたの生活のなかで取り入れて下さい。1日10秒でも取り入れるだけで今までとは異なる、色鮮やかな毎日が始まります。

ところで、食べる瞑想で紹介した舌先に食べ物を移動する方法は松尾伊津香さんの『一生太らない魔法の食欲鎮静術』（クロスメディア・パブリッシング）を参考にさせていただきました。この場を借りてお礼申し上げます。また本書を通じて「10秒マインドフルネス」という新しい課題にチャレンジするきっかけをくださった編集の長谷川勝也さん、ならびに文庫化にご尽力いただいた長谷川洋美さんに心から感謝申し上げます。

最後になりましたが、この本を最後まで読んでくださいまして誠にありがとうございます。マインドフルネスのある毎日であなたの人生が大きく飛躍しますように。

精神科医　藤井英雄

本作品は小社より二〇一八年一月に刊行されました。

**藤井英雄**（ふじい・ひでお）

精神科医、医学博士。鹿児島大学医学部卒業、同大学院博士課程修了。2011年、心のトリセツ研究所を設立。日本キネシオロジー学院顧問。あがり症克服協会顧問。45年の瞑想歴、30年以上のマインドフルネス瞑想の実践から、日常生活のなかで手軽にマインドフルネスを習得できる方法を提案、心理学・東洋医学・氣の知識や情報をわかりやすく発信し、多くの人のネガティブ思考による悩みを解決している。

著書には『マインドフルネスの教科書』『マインドフルネス「人間関係」の教科書』（ともにClover出版）、『怒りにとらわれないマインドフルネス』（大和書房）などがある。

公式ブログ：心のトリセツ研究所

https://ameblo.jp/cocoronotorisetsu/

だいわ文庫

# 1日《にち》10秒《びょう》マインドフルネス

著者　藤井《ふじい》英雄《ひでお》



二〇二四年七月一五日第一刷発行

発行者　佐藤　靖

発行所　大和《だいわ》書房

東京都文京区関口一－三三－四　〒一一二－〇〇一四

電話　〇三－三二〇三－四五一一

フォーマットデザイン　鈴木成一デザイン室

本文デザイン　bookwall

本文イラスト　田渕正敏

図版　マーリンクレイン

本文印刷　信毎書籍印刷

カバー印刷　山一印刷

製本　小泉製本

ISBN978-4-479-32098-2

乱丁本・落丁本はお取り替えいたします。

https://www.daiwashobo.co.jp

## だいわ文庫の好評既刊

＊渡邉克晃
ふしぎな鉱物図鑑
加熱すると静電気を帯びる？　バリウムの材料になる？　ふしぎがいっぱい、鉱物の図鑑。
1000円
037-J

＊永田美絵
天体のふしぎがわかる
星と星座の図鑑
カリスマ解説員がおくる四季の星座・天文現象のふしぎな話。夜空について語りたくなる神話、きれいな写真、かわいいイラスト多数！
1000円
038-J

＊佐藤晃子
知れば知るほどおもしろい
女性画の秘密
聖母から神話の女神、王侯貴族にファムファタルまで。時系列で追う女性画の変遷とその魅力。70作品を紹介。
1000円
039-J

＊村山秀太郎
写真で巡る憧れの都市の今昔物語
百年前を世界一周
パリ、ロンドン、ニューヨーク、上海、デリー、日本……世界五十余都市の１００年前と今を写真で知り、学び、楽しめる一冊！
1000円
040-J

＊荻原魚雷
１００年前の鳥瞰図で見る
東海道パノラマ遊歩
１９２１年刊行の『東海道パノラマ地図』を再現し、東海道の様子を今と比べて紹介！　大正時代には驚きの発見がいっぱいです！
1000円
041-J

＊上田恵介 監修
叶内拓哉 写真
散歩や旅先で出会う
野鳥図鑑
スズメ・メジロ・ムクドリ・オナガ。身近で観察できる野鳥の特徴や見分け方のポイントなどをたっぷり紹介した一冊！
1200円
042-J

＊印は書き下ろし